BEI GRIN MACHT SICH IHR WISSEN BEZAHLT

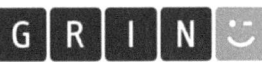

Bibliografische Information der Deutschen Nationalbibliothek:

Die Deutsche Bibliothek verzeichnet diese Publikation in der Deutschen National-
bibliografie; detaillierte bibliografische Daten sind im Internet über http://dnb.d-
nb.de/ abrufbar.

Impressum:

Copyright © 2018 GRIN Verlag
Druck und Bindung: Books on Demand GmbH, Norderstedt Germany
ISBN: 9783668854154

Dieses Buch bei GRIN:

https://www.grin.com/document/443772

Bronislaw Gembala

Prävention von Aggression und Gewalt in der Pflege

Arbeitsskript für die Fortbildung in der außerklinischen Intensivpflege und Beatmung

GRIN Verlag

GRIN - Your knowledge has value

Der GRIN Verlag publiziert seit 1998 wissenschaftliche Arbeiten von Studenten, Hochschullehrern und anderen Akademikern als eBook und gedrucktes Buch. Die Verlagswebsite www.grin.com ist die ideale Plattform zur Veröffentlichung von Hausarbeiten, Abschlussarbeiten, wissenschaftlichen Aufsätzen, Dissertationen und Fachbüchern.

Besuchen Sie uns im Internet:

http://www.grin.com/

http://www.facebook.com/grincom

http://www.twitter.com/grin_com

Inhaltsverzeichnis

Zur Einführung

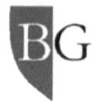

Die Gewalt fängt nicht an,
wenn einer einen erwürgt.
Sie fängt an, wenn einer sagt:
„Ich liebe dich:
du gehörst mir!"

Die Gewalt fängt nicht an,
wenn Kranke getötet werden.
Sie fängt an, wenn einer sagt:
„Du bist krank:
Du musst tun, was ich sage!"

Die Gewalt fängt an,
wenn Eltern
ihre folgsamen Kinder beherr-
schen,
und wenn Päpste und Lehrer und
Eltern
Selbstbeherrschung verlangen.

Die Gewalt herrscht dort wo der
Staat sagt:
„Um die Gewalt zu bekämpfen
darf es keine Gewalt mehr geben
außer meiner Gewalt!"

Die Gewalt herrscht
wo irgendwer oder irgend etwas
zu hoch ist oder zu heilig,
um noch kritisiert zu werden.

Oder wo die Kritik nichts tun
darf,
sondern nur reden,
und die Heiligen und die Hohen
mehr tun dürfen als reden.

Die Gewalt herrscht dort wo es
heißt:
„Du darfst Gewalt anwenden!"
Aber auch dort wo es heißt:
„Du darfst keine Gewalt anwen-
den!"

Die Gewalt herrscht dort,
wo sie ihre Gegner einsperrt
und sie verleumdet
als Anstifter zur Gewalt.

Das Grundgesetz der Gewalt
lautet: „Recht ist, was wir tun.
Und was die anderen tun,
das ist Gewalt!".

Die Gewalt kann man vielleicht
nie
mit Gewalt überwinden,
aber auch nicht immer
ohne Gewalt.

(Fried 1985)

1.

Fragen zur Selbstreflexion / Gruppenarbeit

- Versuchen Sie die Begriffe »Aggression« und »Gewalt« für sich zu definieren.
- Welche Schwerpunkte haben Sie bei Ihrer Definition gewählt?
- Welche Gemeinsamkeiten und Unterschiede fallen Ihnen auf?
- Aggression - verstehen alle dasselbe darunter?
- Inwieweit werden verbale und nonverbale Aggressionen auf Ihrem Arbeitsort toleriert?
- Gibt es in Ihrem Team klare Regelungen dazu, wie auf das Verhalten von aggressiven Patienten reagiert werden sollte?
- Können Sie in Ihrem Team über Gefühle wie Angst und Aggression offen sprechen? Gibt es einen Rahmen dafür?
- Beschreiben Sie, welche Regelungen Sie in Ihrem Team zum Umgang mit aggressiven Patienten haben.
- Beschreiben Sie, welche Uneinigkeiten in Ihrem Team bestehen und wie diese den Umgang mit aggressiven Patienten bestimmen.
- Welche Teamkultur in Bezug auf den Umgang mit aggressiven Patienten wünschen Sie sich?
- Haben Sie die Möglichkeit, in Ihrem Team offen über ihre Ängste und Aggressionen zu sprechen?
- Mit wem sprechen Sie, wenn Sie Angst haben?
- Was würde geschehen, wenn Sie im Team über Ihre Ängste berichten würden?
- Wenn Sie von einem Patienten verletzt wurden - seelisch oder körperlich - wie verhalten Sie sich?
- Mit wem können Sie über diese Verletzungen sprechen?
- Welche Teamkultur in Bezug auf den Umgang miteinander wünschen Sie sich?

Aggression und Gewalt – Grundlagen

Definitionen der Aggression

Eine »dem Menschen innewohnende

Disposition und Energie«, die der

»Selbstbehauptung« dient.

(Hacker 1971)

Definitionen der Aggression

Aggression ist ein »hypothetisches Konstrukt«, d. h., es ist ein Begriff, der von uns definiert werden muss und daher auch unterschiedlich definiert werden kann.

(Nolting 2002)

Definitionen der Aggression

Andere, enger gefasste Definitionen betonen eher die Folgen einer aggressiven Handlung, die immer mit einer zumindest beabsichtigten Schädigung verbunden ist und oft ein normabweichendes Verhalten darstellt.

Definitionen der Aggression

Aggressives Verhalten ist »jegliche Form verbalen, nonverbalen oder körperlichen Verhaltens, welches für den Patienten selbst, andere Personen oder deren Eigentum eine Bedrohung darstellen oder körperliches Verhalten, wodurch der Patient selbst, andere Personen oder deren Eigentum zu Schaden gekommen sind«.

Definition nach SOAS-R (Staff Observation Aggression Scale – Revised (Mitarbeiter Beobachtungs Aggressions Skala - überarbeitete Form) von Nijman (1998).

Definitionen der Aggression

In dieser Definition wird Aggression betrachtet:

➡ als Schädigung

➡ als ein zwischenmenschliches Erleben

Aggression ist ein zwischenmenschliches Phänomen
in einen sozialen Kontext.

Autoaggression eine Form der Aggression, die die eigene Person betrifft (z.B.
selbst verletzendes Verhalten oder Suizidhandlungen.

Einteilung (Arten) von Aggression

Verbal aggressives Verhalten
>   vor sich hin fluchen, andere beschimpfen oder gar Gewalt
>   androhen.

Nonverbale Gewaltandrohungen
>   »mit dem Fuß aufstampfen«, spucken oder mit Gehstock drohen

Tätlich aggressives Verhalten
>   sowohl eine beabsichtigte Zerstörung von Gegenständen als auch
>   die Anwendung von körperlicher Gewalt

Selbstgerichtete Aggression
>   Selbstverletzungen oder Suizidhandlungen

Unterschied zwischen Aggression und Gewalt

Aggressives Verhalten ist ein Verhalten, das subjektiv von jemandem als Bedrohung erlebt wird und eine Schädigung von Personen oder Gegenständen beabsichtigt oder beinhaltet.

Gewalt: all das, was einen Straftatbestand erfüllt. I.d.R. dann, wenn Menschen zu etwas gezwungen werden, was sie nicht wollen. Gewalt ist, im Unterschied zur Aggression, ein normativer Begriff, der an die Verletzung einer Norm, z. B. Gesetze, gekoppelt ist.

Erleben ist subjektiv

Jedes Verhalten ist zugleich »Aktion und Reaktion« in einem Interaktionsgeschehen zwischen zwei oder mehr Personen.

(Watzlawick et al. 1982)

Die Wahrnehmung von Aggression ist individuell und unterscheidet sich von Mensch zu Mensch.

Das subjektive Erleben, ist eng mit der eigenen Wahrnehmung der Situation verbunden.

2. **Fragen zur Selbstreflexion**

- Wann fühlen Sie sich provoziert?
- Beschreiben Sie konkrete Erfahrungen aus Ihrer Lebensgeschichte, bei denen Sie sich provoziert fühlten.
- Was hat das in Ihnen ausgelöst?
- Welche Gedanken, Gefühle und Reaktionen oder Handlungsimpulse haben Sie bei sich in diesen Situationen wahrgenommen?
- Wie erlebe ich eine Gewaltsituation?
- Wie erleben Kollegen, Angehörige, Freunde des Patienten oder Mitpatienten das aktuelle Verhalten des Patienten?

3. **Fragen zur Selbstreflexion**

Können Sie sich an Erfahrungen mit Gewalt in Ihrem Leben erinnern? Beschreiben Sie Situationen in denen Sie »Opfer«, »Täter« oder »Zuschauer« von körperlicher bzw. psychischer Gewalt waren und tragen Sie diese in folgende Tabelle.

	Situationen, in denen ich Gewalt erfuhr	Situationen, in denen ich Gewalt ausübte	Situationen, in denen ich Gewalt beobachtete
Psychische Gewalt			
Körperliche Gewalt			

Gewalt und Aggression in der Pflege

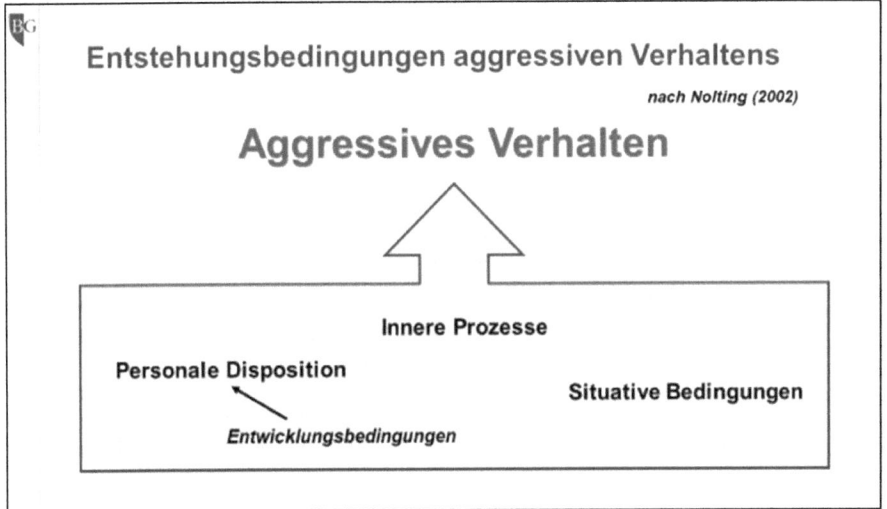

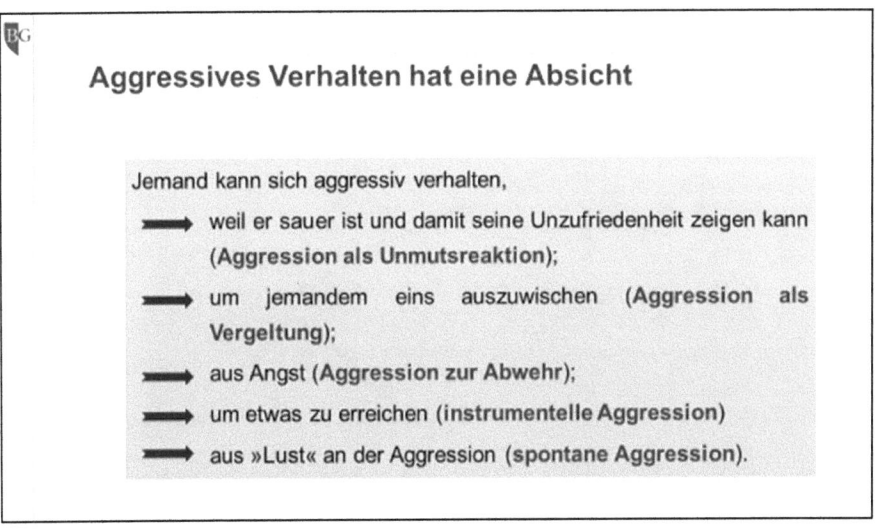

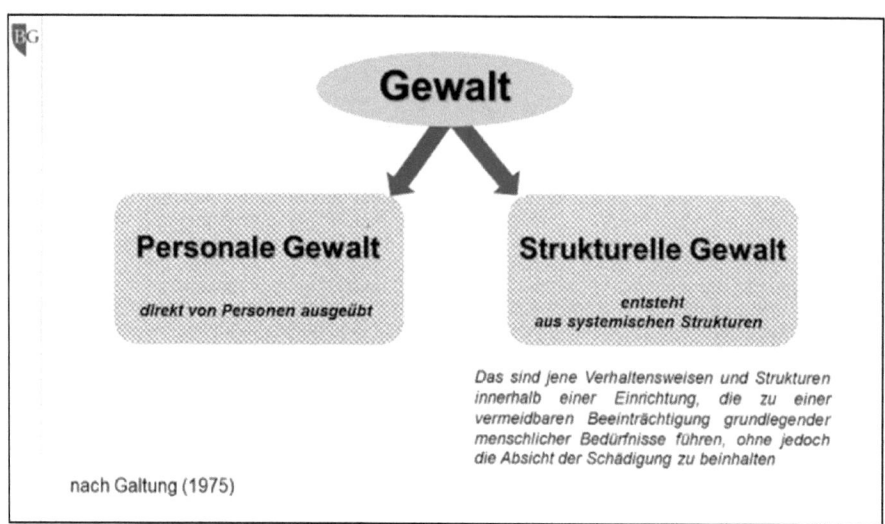

Gewalt

Personale Gewalt

direkt von Personen ausgeübt

Strukturelle Gewalt

entsteht
aus systemischen Strukturen

Das sind jene Verhaltensweisen und Strukturen
innerhalb einer Einrichtung, die zu einer
vermeidbaren Beeinträchtigung grundlegender
menschlicher Bedürfnisse führen, ohne jedoch
die Absicht der Schädigung zu beinhalten

nach Galtung (1975)

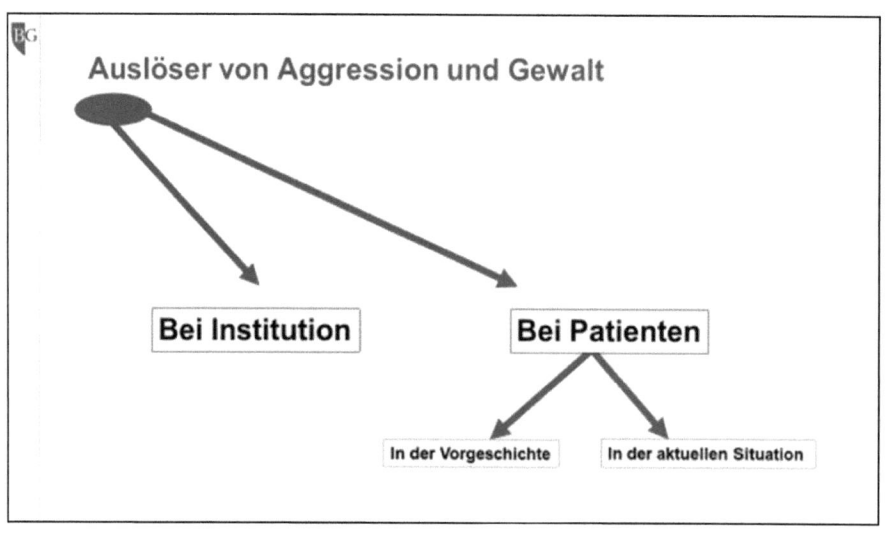

Auslöser von Aggression und Gewalt

Bei Institution

Bei Patienten

In der Vorgeschichte

In der aktuellen Situation

Auslöser von Aggression und Gewalt

Bei Institution

- Zwangseinweisung, Gerichtliche Unterbringung (nach UBG PsychKG oder nach BGB)
- Zwangsmaßnahmen (Fixierung, Isolierung, Zwangsmedikation) und andere freiheitseinschränkende Maßnahmen.
- Geschlossene Stationstür
- Ausgangsbeschränkungen
- Durch Nötigung erzwungene Freiwilligkeit
- Zigaretteneinteilung
- Restriktionen bezüglich des Konsums von Kaffee und Alkohol
- Abschließen des Zimmers
- Nötigung zur Nahrungsaufnahme

Auslöser von Aggression und Gewalt

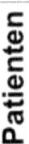

Bei Patienten

In der Vorgeschichte der Patienten:

- **Gewalt gegen andere** (Schlagen, Treten, Spucken, Kratzen, Gegenstände werfen, Beißen, Vergewaltigung);
- **Gewalt durch Drohungen** (verbales Drohen gegen Personen, soziale Drohungen, Schimpfen, Drohbriefe, drohende Gebärden, sexuelle Drohungen);
- **gewalttätiges antisoziales Verhalten** (Stehlen, ständiges Einfordern von Vorrechten, ständiges Stören von Sitzungen, Nahrungsverweigerung, Medikamentenverweigerung, Nichtbeachten von Hausordnung und Therapieempfehlung);
- **indirekte Gewaltausübung** (an Kleidern reißen, auf Wände schreiben, auf den Boden urinieren, Schreien, Sachbeschädigungen, Türen zuschlagen, sexuelle Belästigungen);
- **Konfrontation mit Gewalt in der Familie;**
- **Brandstiftung, Alkohol- und/oder Drogenkonsum.**

Auslöser von Aggression und Gewalt

In der aktuellen Situation des Patienten:

Bei Patienten

- **neurologische Störungen** (z. B. Schädelhirntrauma, neurologische Befunde);
- **kognitive Störungen** (z. B. Lernschwierigkeiten, Aufmerksamkeitsstörungen);
- **pränatale und perinatale Komplikationen** und/oder Abweichungen;
- **Intoxikation**, pathologischer Rausch;
- **psychotische Symptomatik** (Halluzinationen, Wahnideen);
- **suizidales Verhalten**;
- **Impulsivität**;
- **Besitz von Waffen** oder anderen gefährlichen Gegenständen oder Zugang dazu;
- **Nonverbale Sprache**: gespannte Körperhaltung, geballte Fäuste und geschlossener Kiefer, erhöhte Aktivität, drohende Haltung, Atemlosigkeit.

Pflegende erleben oft eine Diskrepanz zwischen einer ganzheitlich und individuell orientierten Pflegetheorie, den vermittelten Idealen in Aus-, Fort- und Weiterbildungen und der tatsächlich erlebten Pflegepraxis in ihren Institutionen.

(vgl. Schneider 2006)

Pflege ohne Gewalt!
Geht das?

4. Formen von Zwang, Misshandlung und Gewalt nach ABEDL® (Vorlage zur Diskussion / Gruppenarbeit)

KOMMUNIZIEREN KÖNNEN

1) unaufgefordertes Duzen

2) Kritik vor anderen Menschen

3) Rügen wie z.B. „Haben Sie sich schon wieder vollgemacht?"

4) abfällige Äußerungen wie z.B. „Frau X sabbert."

5) Lautes Reden, besonders bei Schwerhörigen

6) Verwendung von Schimpfwörtern

7) Bevormundung

8) Zwang zur Kommunikation

9) Sprechverbot

10) Verweigern von Hörgeräten oder des Putzens der Brille

11) Entzug von Zuwendung

12) Konfliktvermeidung und/oder -unterlassung

13) Unaufmerksamkeit, Nichtbeachtung, Desinteresse

14) Unterschätzung

15) Unterhaltung mit Dritten über den Kopf des älteren Menschen hinweg

16) Vermeidung von Blickkontakt auch beim Sprechen

17) Verniedlichung des Namens, respektlose Anreden wie z.B. „Oma"

SICH BEWEGEN KÖNNEN

1) Liegenlassen im Bett

2) Fixierung (körperlich, medikamentös)

3) Einschränkung des Bewegungsspielraums aufzwingen - indirekte Fixierung, z.B. durch an den Rollstuhl dauerhaft angebrachten Tisch oder Sessel zu eng an den Tisch schieben

4) Blockieren der Ausgänge

5) unangemessene Unterstützung der Bewegungen (zu fest, zu grob, zu unachtsam)

6) unangemessene Form der Berührung

7) zwanghafte Lagerung

8) Zwangsmobilisation

9) Verweigerung bzw. Nichtanpassung von Gehhilfen

10) Verweigerung eines speziell angepassten Rollstuhls

11) Nichtanpassung an motorische Fähigkeiten (z.B. beim Gehen: zu schnell gehen, mitziehen)

12) Ausführen von ruckartigen Bewegungen

13) Anbringen eines „Bewegungsmelders" wider Willen

VITALE FUNKTIONEN DES LEBENS AUFRECHTERHALTEN KÖNNEN

1) „Durchzug machen", Lüften bzw. zu viel Lüften

2) Lüften, wenn jemand nackt ist

3) schlechte Gerüche belassen

4) Wassertemperatur bestimmen

5) den Bedürfnissen nicht angepasste Kleidung anziehen (zu warm o-der zu kalt)

6) falsches Bettzeug zuteilen

7) Rationalisierung von geäußerten Bedürfnissen: z.B. „Sie brauchen keine Decke, es ist doch nicht kalt draußen"

SICH PFLEGEN KÖNNEN

1) nächtliches Waschen

2) Zwang zur Körperpflege, Vollbad, Dusche oder Haarwäsche oder Organisation einer „Waschstraße"

3) zwanghafte Anwendung eigener Hygienevorstellungen

4) feste Einrichtung eines Badetags

5) unzureichendes oder übertriebenes Abfrottieren

6) Haare / Fingernägel schneiden gegen den Willen

7) ungewolltes Rasieren bzw. Belassen eines Bartes

8) Zwangsparfümierung

9) ungewollte Anwendung von Babypflegemitteln

ESSEN UND TRINKEN KÖNNEN

1) Vorenthaltung von Ess- bzw. Trinkhilfen

2) Missachtung gewohnter Esssitten und Essgewohnheiten

3) Anwendung von Lätzchen oder Plastikgeschirr

4) Einflößen von Nahrung

5) Stopfen, zu schnelle Nahrungsgabe

6) Verwendung des Wortes „Füttern"

7) nicht ausreichend Nahrung bzw. Flüssigkeit geben

8) unerreichbare Platzierung des Essens

9) durch starre Essenszeiten in festen Tagesablauf zwingen

10) Verabreichung des Essens auf dem Nachtstuhl

11) Anwendung von keiner oder zu viel Mundpflege

12) Vorenthaltung der Zahnprothese

13) Festlegung des Speiseplans

14) routinemäßige Verabreichung passierter Kost

AUSSCHEIDEN KÖNNEN

1) Sitzen lassen auf der Toilette
2) Anbringen eines „Dauerkatheters"
3) Einrichtung von „Abführtagen"
4) Einführen von „Analtampons"
5) Waschen auf dem Toilettenstuhl
6) zu wenig Toilettengänge
7) Verabreichung von Abführmitteln an Stelle von entsprechender Kost

SICH KLEIDEN KÖNNEN

1) Einschließen von Kleidung
2) Anziehen gegen den Willen
3) Anziehen von ungewollter Kleidung
4) ungewolltes Anziehen von Jogginganzügen, Morgenmänteln oder Strumpfhosen statt Strümpfen
5) auch tagsüber nur Nachthemden bzw. Nachtkleider anziehen
6) Verwendung von „Strampelsack"
7) generell Kleider von Verstorbenen als Stationskleider anbieten
8) Verweigern von Miederwäsche

RUHEN, SCHLAFEN UND ENTSPANNEN KÖNNEN

1) zu zeitiges Wecken
2) nächtliches Waschen
3) Verabreichung von Schlafmitteln ohne Information oder ungewollt
4) Anstrahlen der Bewohner mit Taschenlampen während der Nachtwachen
5) Verordnung von Zwangsruhe oder Mittagsschlaf

6) Verweigern des Mittagsschlafes

7) Heimbett statt eigenes Bett

8) Heimbettwäsche statt eigener Bettwäsche

SICH BESCHÄFTIGEN LERNEN UND SICH ENTWICKELN KÖNNEN

1) Vorenthalten von Orientierungshilfen

2) Kindergartenspiele

3) Missachtung der persönlichen Sphäre (z.B. nicht anklopfen)

4) Anstaltsmöbel

5) keine Möglichkeit zur Eigenmöblierung lassen

6) Zwang zum Einhalten eines starren Tagesablaufs

7) Zwang zum Feiern bzw. Fröhlich-Sein

8) Vorenthalten von Feiern

9) älteren Menschen Tätigkeiten aufzwingen die üblicherweise junge Menschen gerne tun (z.B. Basteln mit Salzteig, Seidenmalerei usw.)

10) private Möbel ungefragt zum Sperrmüll geben

11) Verkümmern lassen von geistigen Aktivitäten

SICH ALS MANN ODER FRAU FÜHLEN UND VERHALTEN KÖNNEN

1) Verhindern von zwischengeschlechtlichen Beziehungen

2) Schneiden von Einheitsfrisuren

3) Frauen ungewollt in „Jogginghosen stecken"

4) Schamgefühl verletzen

5) Waschungen im Intimbereich ohne Sichtschutz oder bei offener Tür

6) sexuelle Äußerungen älterer Menschen negativ kommentieren oder belächeln

7) Anbringen eines Katheters

8) Die Art des Anbringens eines Urinalkondoms

9) unreflektierter Einsatz von Inkontinenzmaterial, Netzhosen

10) keine Beachtung des jeweiligen Geschlechts bei der Zuteilung des beim Waschen behilflichen Pflegepersonals

FÜR EINE SICHERE UND FÖRDERNDE UMGEBUNG SORGEN KÖNNEN

1) Fixierung bzw. Bettgitter

2) Überversorgung

3) Entzug von Maßnahmen zur Sicherheit

4) Vertrauensbruch

5) Nichteinhaltung von Verabredungen

6) unterstützende Mittel vorenthalten (z.B. Brille in den Nachtschrank legen oder Gehhilfen wegstellen)

7) defekte Steckdosen nicht reparieren

8) Legen eines Kabels mitten durchs Zimmer

9) Entwenden der Klingel

10) zu feuchtes Wischen des Bodens

11) Stehen lassen von Wasserlachen

12) Uhren und Kalender nicht aufhängen

13) keine Handläufe anbringen

SOZIALE BEREICHE DES LEBENS SICHERN UND BEZIEHUNGEN GE-STALTEN KÖNNEN

1) jemand sich selbst überlassen

2) „aus dem Zimmer werfen"

3) Beaufsichtigung („ins Zimmer setzen")

4) Mehrbettsäle einrichten

5) „Taschengeld" verweigern

6) Einrichten von festen Besuchszeiten

7) keine Außenkontakte ermöglichen oder fördern

8) reizarmes Umfeld

MIT EXISTENTIELLEN ERFAHRUNGEN DES LEBENS UMGEHEN KÖN-
NEN

1) Missachtung oder Nichtbeachtung der Religiosität

2) Vermitteln von Hoffnungslosigkeit

3) Verbreiten von plumpem Optimismus, .B. in Form von Floskeln wie: „Na, das wird schon wieder!"

4) „Negativgespräche"

5) Abblocken von Gesprächen

6) Versuch, Gespräche über das Sterben und den Tod zu unterdrücken.

Mensch versus Gewalt und Aggression

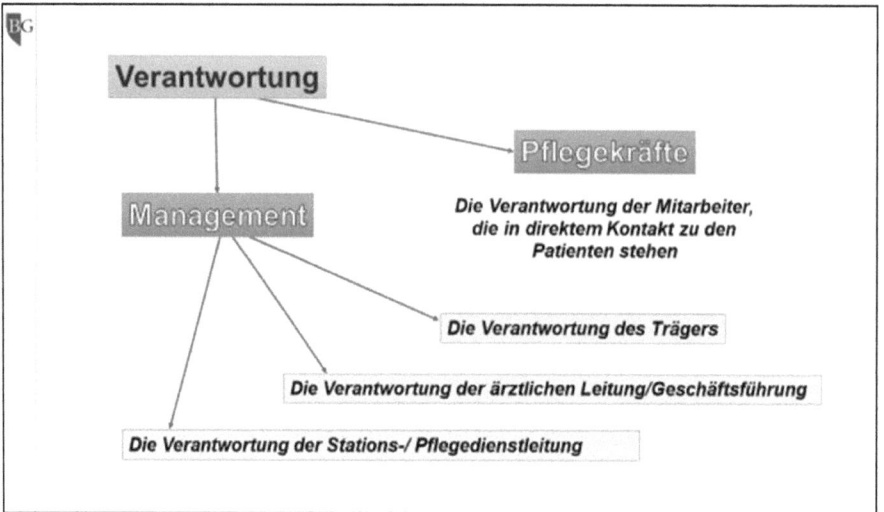

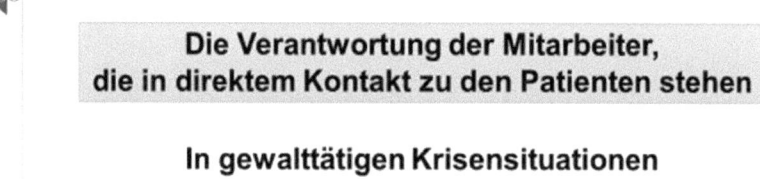

In gewalttätigen Krisensituationen
nicht »irgendwie«,
sondern angemessen reagieren

Das oberste Ziel ist:

Die Persönlichkeitsrechte und die Würde der Patienten zu achten
und dabei Sicherheit für alle Beteiligten herzustellen.

5.

Fragen zur Selbstreflexion

- Wie kann gewalttätigen Situationen vorgebeugt werden und wie kann Sicherheit schon im Vorfeld geschaffen werden?

- Wie kann konkret in aggressiven und gewalttätigen Situationen mit den Patienten so umgegangen werden, dass sie sich professionell und respektvoll, behandelt fühlen?

- Wer trägt in der Institution welche Art von Verantwortung für den professionellen Umgang mit aggressiven Patienten?

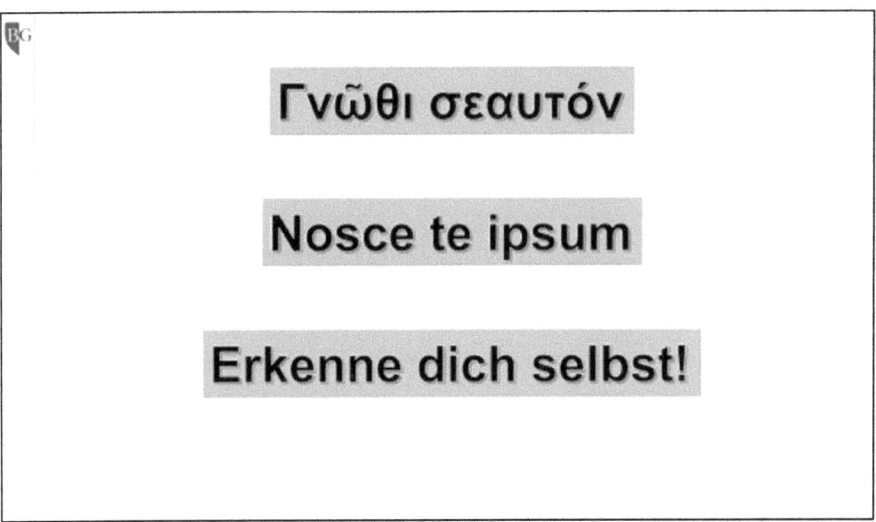

6.

Fragen zur Selbstreflexion

- Wie erleben Sie Angst?
  - emotional (eigene Gefühle)
  - kognitiv (eigene Gedanken)
  - vegetativ (körperliches Empfinden)
- Wie gehen Sie mit ihrer Angst um?
- Wie haben Sie in der Vergangenheit Angstsituationen im beruflichen Alltag erlebt und bewältigt?
- Welches Verhalten von Patienten ärgert Sie?
- Woran erkennen Sie, dass Sie unter Stress stehen?
- Sind Sie von Ihrem Aussehen her darauf vorbereitet, mit Menschen zu arbeiten, die aggressiv werden können?
- Wie hat Angst Ihr Verhalten im beruflichen Alltag beeinflusst?
- Wie können Sie in solchen Situationen Ihre Selbstkontrolle bewahren oder zurückgewinnen?

**Angst ist immer eine Reaktion auf eine Situation,
in der eine Gefahr erwartet wird – sei es eine wirkliche,
real gegebene oder eine vorgestellte Gefahr.**

Aggression macht Angst

Angst vor Patienten/Bewohner oder im Umgang mit ihnen hat wohl jeder in der Pflege Tätige schon einmal erlebt. Es ist daher unrealistisch, zu fordern, man solle keine Angst haben (Utz 1993).

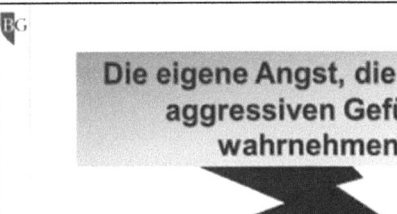

Die eigene Angst, die eigenen aggressiven Gefühle wahrnehmen

Es besteht immer die Gefahr, auf Angst mit einem aggressiven Impuls zu reagieren

---

Welche Möglichkeiten habe ich

zur Prävention von Gewalt und Aggression?

Das Kennen der eigenen Grenzen in Konfliktsituationen ist die Voraussetzung, bewusst damit umgehen zu können.

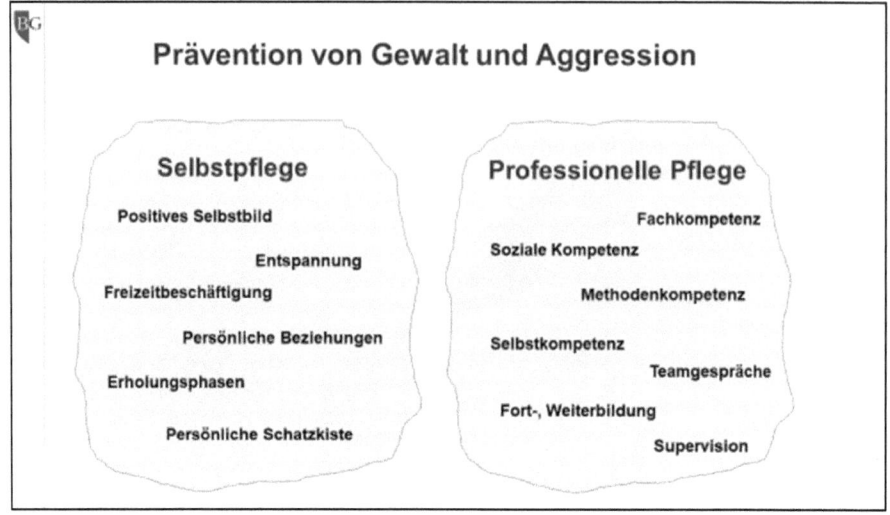

Prävention von Gewalt und Aggression

Selbstpflege	Professionelle Pflege
Positives Selbstbild	Fachkompetenz
Entspannung	Soziale Kompetenz
Freizeitbeschäftigung	Methodenkompetenz
Persönliche Beziehungen	Selbstkompetenz
Erholungsphasen	Teamgespräche
	Fort-, Weiterbildung
Persönliche Schatzkiste	Supervision

7.

Fragen zur Selbstreflexion

- In welchen Situationen und wie hat sich in der Vergangenheit Ihre Aggression geäußert?

    - emotional (eigene Gefühle)

    - kognitiv (eigene Gedanken)

    - vegetativ (körperliches Empfinden)

- Wie sind Sie in der Vergangenheit mit Ihrer Aggression umgegangen?

- Welches Verhalten ärgert Sie an Patienten?

- Wie hat Ihr Ärger Ihren Umgang mit Patienten beeinflusst?

- Wie fühlen Sie sich, wenn Sie Macht haben?

- Wie fühlen Sie sich, wenn Sie hilflos sind?

Fragebogen zur Erfassung von Aggressivitätsfaktoren

8. Jeder Mensch hat die Fähigkeit zu aggressivem Verhalten. Die im Folgenden dargestellten Fragen stammen aus dem »Fragebogen zur Erfassung von Aggressivitätsfaktoren« (Hampel/Selg 1975). Kreuzen Sie bitte das für Sie Zutreffende an.

Fragen	Ja	Nein
Ich verliere schnell meine Beherrschung.	☐	☐
Ich kann so wütend werden, dass ich z. B. Geschirr zerschlage.	☐	☐
Es macht mir offen gestanden manchmal Spaß, andere zu quälen.	☐	☐
Wenn mir jemand Unrecht getan hat, wünsche ich ihm eine gesalzene Strafe.	☐	☐
Bei Leuten, die etwas freundlicher sind, als ich es erwarte, bin ich auf der Hut.	☐	☐
Wenn ich Zuflucht zu körperlicher Gewalt nehmen muss, um meine Recht zu verteidigen, so tue ich es.	☐	☐
Zwischen anderen und mir gibt es oft Meinungsverschiedenheiten.	☐	☐
Es macht mir Spaß, anderen Fehler nachzuweisen.	☐	☐
Gelegentlich kann ich einen Drang, anderen weh zu tun, nicht beherrschen.	☐	☐
Wenn man mich anschreit, schreie ich zurück.	☐	☐
Ich bin leicht aus der Ruhe gebracht, wenn ich angegriffen werde.	☐	☐
Ich mache mich gern über andere Leute lustig.	☐	☐
Manchmal macht es mir Freude, Menschen zu verletzen, die ich liebe.	☐	☐
Ich verbreite manchmal Klatsch über Leute, die ich nicht leiden kann.	☐	☐
Ich neige dazu, bei Auseinandersetzungen lauter zu sprechen als sonst.	☐	☐

Sich vorbereiten

»professionelle« Kleidung

Eine professionelle Vorbereitung auf die Arbeit bedeutet, sich so zu kleiden, dass Ihre Sicherheit gewährleistet ist.

Selbstkontrolle und Selbstbeherrschung

Selbstkontrolle ist die Kraft und Fähigkeit, durch vernünftig-sittlichen Willen das eigene Denken, Handeln und Fühlen zu gestalten. Selbstkontrolle ist damit eine kontrollierte Reaktion.

9. Übung zum Selbstbild/Fremdbild - Risikoeinschätzung der eigenen Kleidung (Papenberg 2007)

Betrachten Sie sich von Kopf bis Fuß. Beurteilen Sie Ihre Kleidung daraufhin, welches Risiko diese in einer Gewaltsituation für Sie oder andere bedeuten würde.

a) Schätzen Sie sich zuerst selbst ein. Machen Sie sich Stichpunkte dazu.

b) Suchen Sie sich einen Partner und beurteilen Sie diesen. Bitte sprechen Sie dabei nicht: Machen Sie dazu entsprechende Anmerkungen zu Ihren eigenen Stichpunkten. Ihr Partner schätzt sie ein.

Vergleichen und diskutieren Sie mit Ihrem Partner ihre Ergebnisse.

Selbstkontrolle und Selbstbeherrschung

»Allgemeines Anpassungssyndrom« (Selye 1957)

In der ersten Stress-Phase stellt sich der gesamte Organismus spontan (ohne bewusste Entscheidung) auf eine neue Situation mit den beiden Optionen »Flucht« oder »Kampf« ein. Ein Alarmsignal aus dem Gehirn setzt einen Adrenalinausstoß frei, der durch den Blutstrom rast und das übliche Körpergeschehen völlig auf den Kopf stellt.

Im Zuge dieser, durch das autonome vegetative Nervensystem gesteuerten, Veränderung kommt es zu körperlichen Reaktionen, die Sie selbst bei einem gewalttätigen Vorfall spüren können:

- Beschleunigung von Herzschlag, Puls und Atmung,
- Erhöhung des Blutdrucks,
- Senkung des Hautwiderstandes und
- Anspannung der Muskeln.

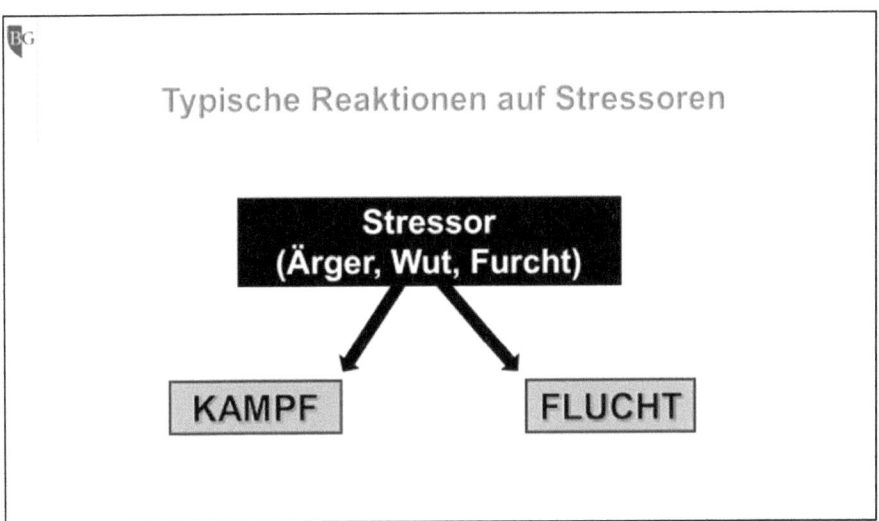

10. Fragen zur Selbstreflexion

- Woran erkennen Sie selbst bei sich, dass Sie unter Stress stehen, wenn sie angegriffen werden?
- Wie weit würden Sie gehen, wenn Sie »den Kopf« verlieren?
- Würden Sie zu Angriff oder Flucht tendieren?

11. Erleben einer Stresssituation
(Papenberg 2007)

	Welche Erfahrungen haben Sie gemacht, wenn Sie angegriffen wurden? Was veränderte sich? Was spürten Sie?
Atmen (z. B. Atemrhythmus, -tiefe)	
Sehen	
Sprechen (z. B. Veränderung der Stimme)	
Fühlen	
Denken	
Wahrnehmen (z. B. Zeit, Raum)	
Bewegen (z. B. zittern, weiche Knie, wie gelähmt)	

Professionelles Verhalten in der Gewaltprävention

Professionelles Verhalten

**Sich beruhigen,
den Überblick behalten
und erst handeln,
wenn der erste Impuls zu spontaner, vielleicht
emotionaler oder unüberlegter Reaktion
vorbei ist.**

**Es ist nicht wichtig,
was man tut,
sondern dass man etwas tut,
um aus der Eskalationsspirale
auszusteigen.**

12.

Fallbeispiel

Carla arbeitet auf einer »beschützten Station« in einem Altenheim. Frau Matthes ist eine 87-jährige Bewohnerin, die seit sechs Jahren im Heim wohnt. Frau Matthes hat eine fortgeschrittene Demenz und ist immer wieder sehr gereizt und fordernd. Sie schreit dann laut und beschimpft die Pflegenden. Obwohl Carla ihr liebevoll und freundlich begegnet, wird sie von Frau Matthes beschimpft.

Carla merkt, dass sie auf das Verhalten von Frau Matthes mit einem Kloß im Hals reagiert, sie erlebt sich als gelähmt und fühlt »Enttäuschung«, aber auch »Ärger«. Carla überlegt sich, in Zukunft in solchen Situationen mit Frau Matthes sich deren positiven Seiten in das Gedächtnis zu rufen, außerdem möchte sich Carla dazu auffordern, sich selbst zu bewegen, um damit ihrer Lähmung zu entgehen. Zusätzlich möchte sie mit ihren Kollegen über das Verhalten von Frau Matthes sprechen.

Dabei erfährt sie, dass es ihnen ganz ähnlich mit den Wutausbrüchen von Frau Matthes geht. Es erleichtert Carla zunächst einmal, dass es ihren Kollegen ganz ähnlich geht. Zusammen beschließen sie, sich die Biografie von Frau Matthes nochmals genauer anzuschauen. In einer Fallbesprechung entdecken sie, dass Frau Matthes immer sehr selbstständig war und ein eigenes Geschäft leitete. Sie musste in ihrem Leben viel durchsetzen und hatte immer eine leitende Position.

Damit wird ihnen das Verhalten von Frau Matthes nochmals verständlicher. Frau Matthes erlebt den Aufenthalt im Heim offenbar als sehr große Einschränkung ihrer Autonomie, fühlt sich aber aufgrund ihrer Demenz oft auch überfordert und reagiert darauf mit einem ihr vertrauten Rollenmuster. In Zukunft wollen die Pflegenden darauf achten, dass Frau Matthes sich autonomer erlebt und im Rahmen ihrer Möglichkeiten Entscheidungen fällen kann, die Situationen aber trotzdem für sie überschaubar und handhabbar bleiben.

Für Carla sind die Beschimpfungen durch die Lebensgeschichte von Frau Matthes inzwischen auch nachvollziehbarer, so dass sie diese nicht mehr so verletzend erlebt. Gleichwohl hat sie sich vorgenommen, Frau Matthes in Zukunft je nach Situation in einem sachlichen Ton eine klare Grenze zu setzen, was sie sich nicht mehr sagen lassen möchte. Carla wird auch versuchen, Frau Matthes abzulenken, indem sie sie auf ihr früheres Leben als Geschäftsfrau anspricht: »Wie war das früher in Ihrem Geschäft? Hatte Sie viel Ärger mit Ihren Angestellten?«

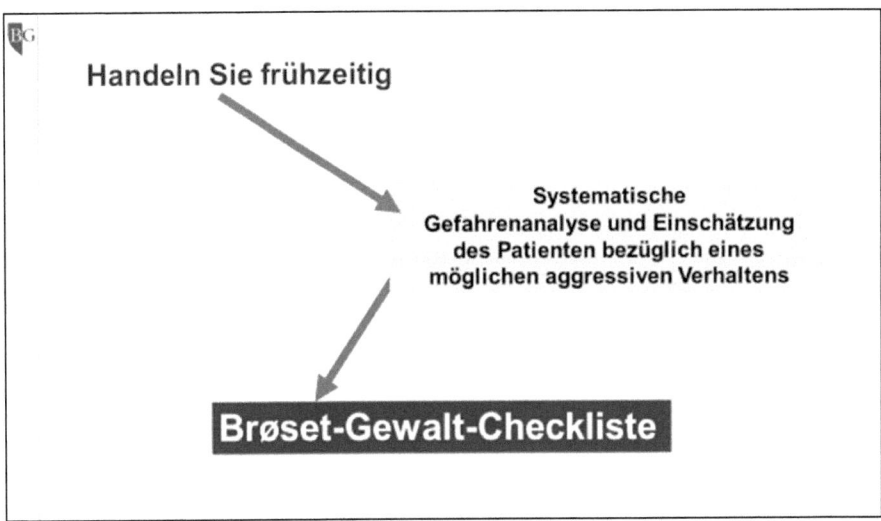

Handeln Sie frühzeitig

Systematische
Gefahrenanalyse und Einschätzung
des Patienten bezüglich eines
möglichen aggressiven Verhaltens

Brøset-Gewalt-Checkliste

Brøset-Gewalt-Checkliste (BVC-CH)

In regelmäßigen Abständen wird in
Bezug auf folgende
Verhaltensweisen eingeschätzt:

- Verwirrung
- Reizbarkeit
- Lärmen
- Körperliches Drohen
- Verbales Drohen
- Angriff auf Gegenstände

Zusätzlich wird die einschatzende Pflegeperson aufgefordert, ihr subjektiv erlebtes Risiko einer Gewalthandlung durch den Patienten/Bewohner auf einer Skala von 0 bis 6 einzuschätzen. Bei »0« empfindet die Pflegeperson kein Risiko, bei »6« ein sehr hohes Risiko. Die durch die Einschatzung erreichten Punkte ergeben eine Gesamtpunktzahl:

0-3 Punkte: **sehr geringes** Gewaltrisiko
4-6 Punkte: **geringes** Gewaltrisiko
7-9 Punkte: **erhebliches** Gewaltrisiko
10-12 Punkte: **hohes** Gewaltrisiko.

Einschätzung des Gewaltrisikos
Erweiterte Brøset-Gewalt-Checkliste (BVC-CH)
(Almvik/Woods 1998, Almvik/Woods/Rasmussen 2000, Abderhalden 2004/2006,2008)

13.

- Risikoeinschätzung bei allen Eintritten **bei der Aufnahme**, sowie am Aufnahmetag und an den folgenden 3 Tagen jeweils zwischen 10-11 und 17-18 Uhr. Nach Ablauf der ersten drei Tage **weitere Einschätzungen**, wenn die Bezugsperson und/oder das Team dies angezeigt findet. Die Dauer dieser weiteren Einschätzungen wird individuell festgelegt.
- Die 6 Verhaltensweisen werden mit „1" bewertet, wenn sie seit der letzten Einschätzung beobachtet wurden, mit „0", wenn sie nicht beobachtet wurden.
- Zur subjektiven Risikoeinschätzung den Schieber zwischen „kein Risiko" und „sehr hohes Risiko" einstellen, Wert auf der Rückseite ablesen und entsprechende Zahl in die Tabelle übertragen.
- Die einzelnen Bewertungen werden zusammengezählt.

Die Summe (0 bis 12 Punkte) bedeutet folgendes:

0 - 3 Punkte:	**Sehr geringes Risiko**
4 - 6 Punkte:	**Geringes Risiko** (etwa 1 von 100 PatientInnen mit diesem Risiko wird gegen Personen gewalttätig)
7 - 9 Punkte:	**Erhebliches Risiko** (etwa 1 von 10 PatientInnen mit diesem Risiko wird gegen Personen gewalttätig)
10-12 Punkte:	**Hohes Risiko** (etwa 1 von 4 bis 1 von 5 PatientInnen mit diesem Risiko wird gegen Personen gewalttätig)

Fallnummer:
Geburtsdatum:
Datum Eintritt:

Ist das Risiko erheblich (7-9 Punkte), sollte das Risiko rasch im Pflegeteam und ev. im interdisziplinären Team besprochen werden und es sollten in der Regel gezielte präventive Massnahmen geplant und durchgeführt werden.

Ist das Risiko hoch (10 - 12 Punkte), muss das Risiko rasch im Pflege- und/oder interdisziplinären Team besprochen werden und es müssen unverzüglich Massnahmen geplant und durchgeführt werden.

	Datum								
(Definitionen siehe Rückseite)	Eintritt Zeit:	10-11h	17-18h	10-11h	17-18h	10-11h	17-18h	10-11h	17-18h
Verwirrt									
Reizbar									
Lärmig									
Körperliches Drohen									
Verbales Drohen *									
Angriff auf Gegenstände *									
Subjektive Risikoeinschätzung									
Summe									
Wenn ≥ 7:	↓	↓	↓	↓	↓	↓	↓	↓	↓
Besprochen im Pflegeteam (Zeit/Vis)									
Besprochen im interdisziplinären Team (Zeit/Vis)									
Präventive Massnahmen: (X = geplant, BP = Bezugsperson zuständig, ✓durchgeführt)	↓	↓	↓	↓	↓	↓	↓	↓	↓
Keine spezifische gewaltpräventive Massnahme (wenn zutreffend ankreuzen)									
Gezielte Beobachtung									
Gezielte erhöhte Zuwendung (im Sinn von Ablenkung: allgemeines Gespräch, Spiele etc.)									
Begleiteter Spaziergang einzeln									
Begleiteter Spaziergang in der Gruppe									
Reduktion der Anforderungen an PatientIn									
Körperliche Entspannung (Übung, Massage, Sport, Entspannungsbad, ...)									
Gezielte Konfrontation mit Stationsregeln									
Gezieltes Gespräch über das Gewaltrisiko									
Gezieltes längeres Gespräch zur Deeskalation und Beruhigung (Talk-down; mindestens ½ Std.)									
Verlegung in Intensivbereich									
1:1-Betreuung+Überwachung									
Erhöhung der Medikation									
Präventive Abgabe von Reservemedikamenten per os									
Offene Isolation oder Aufenthalt im eigenen Zimmer (Time-out)									
Vorsorgliche Isolation * (geschlossenes Isolierzimmer)									
Injektion von Psychopharmaka (z = Zwang *; f = freiwillig)									
Fixation * (x-Punkt angeben)									

Schieber

* Ggf. Aggressionsereignisbogen oder Erfassung Zwangsmassnahme ausfüllen!

Definitionen der 6 Verhaltensweisen

1) Verwirrt
erscheint offensichtlich verwirrt und desorientiert. Ist sich möglicherweise der Zeit, des Ortes und der Personen nicht bewusst; verkennt Personen, Situationen. „Verwirrt" ist in einem sehr *allgemeinen Sinn* gemeint. Hierzu zählt auch psychotische Verwirrtheit, nicht nur Verwirrtheit in Zusammenhang mit einer Demenz o.ä.!

2) Reizbar
ist schnell verärgert oder wütend; zum Beispiel nicht in der Lage, die Anwesenheit anderer zu tolerieren.

3) Lärmig
Das Verhalten ist übermäßig laut oder Krach verursachend. Z.B. schlägt Türen, schreit beim Sprechen, etc.

4) Körperliches Drohen
Eine deutliche Absicht, eine andere Person zu bedrohen. Z.B. eine aggressive Körperhaltung einnehmen, an der Kleidung einer anderen Person reißen, Ballen der Faust, Heben eines Armes oder Fußes

5) Verbales Drohen
Ein verbaler Ausbruch, der mehr ist als nur eine erhobene Stimme; und der die klare Absicht hat, eine andere Person zu verängstigen/einzuschüchtern, z.B. verbale Angriffe, Beschimpfungen, verbal neutrale Kommentare, die auf eine knurrende aggressive Art und Weise geäußert werden

6) Angriff auf Gegenstände
Eine aggressive Handlung, die sich gegen einen Gegenstand und nicht gegen eine Person richtet, z.B. das wahllose Zuschlagen oder Zerschlagen von Fenstern, Treten, Schlagen oder Kopframmen gegen einen Gegenstand, oder Zerschlagen von Möbeln.

Hinweise zur Anwendung der modifizierten Brøset-Gewalt-Checkliste (BVC-CH)[1]

Das Ziel der Anwendung der BVC ist das Verhindern von physischen Angriffen auf andere Personen.
Das Wichtigste beim Einsatz der BVC ist deshalb, dass auf die mit der BVC festgestellten Risiken (7 oder mehr Punkte) reagiert wird, dass besprochen wird, dass gezielte gewaltpräventive Massnahmen ergriffen werden sollen, und dass solche Massnahmen geplant und durchgeführt werden!

Bei welchen PatientInnen wird die BVC-CH eingesetzt? Wie lange?

Routinemässig erfolgt die Risikoeinschätzung *bei allen Eintritten bei der Aufnahme*, sowie *am Aufnahmetag* und an den *folgenden 3 Tagen* jeweils zwischen 10-11 und 17-18 Uhr[2]. Nach Ablauf der ersten drei Tage erfolgen *weitere Einschätzungen*, wenn die Bezugsperson und/oder das Team dies angezeigt findet. Es ist wichtig, dass die Risikoeinschätzung *weitergeführt* oder *wieder begonnen* wird, wenn dies nach den ersten drei Tagen sinnvoll erscheint (zum Beispiel wenn am Tag drei noch ein Risiko vorliegt, oder bei einer Zustandsverschlechterung)! Die Dauer dieser weiteren Einschätzungen wird individuell festgelegt.
Es gibt Akutstationen, auf denen die Risikoeinschätzung bei allen PatientInnen während der gesamten Hospitalisation durchgeführt wird. Andere Stationen verwenden die folgende Regel: Einschätzung bei allen PatientInnen in den ersten 24 Stunden, weitere Einschätzungen routinemässig nur dann, wenn in den ersten 24 Stunden mindestens eine Einschätzung 7 oder mehr Punkte ergeben hatte.

Wer nimmt die Risikoeinschätzung vor?

Die Einschätzung wird von einer Pflegeperson vorgenommen, die über das Verhalten des Patienten/der Patientin in der Beurteilungsperiode informiert ist, durch eigene Beobachtungen/Kontakte und/oder durch Mitteilungen von KollegInnen (im Bedarfsfall nachfragen). Auf vielen Stationen wird die Einschätzung einem bestimmten Dienst (z.B. Frühdienst) zugeordnet. Die Einschätzung kann auch gemeinsam von mehreren Personen vorgenommen werden. Bei Schichtbetrieb erfolgt die Einschätzung am besten etwa 2 Stunden nach Beginn einer Schicht.

Wie werden die 6 Verhaltensweisen eingeschätzt? Welches ist der Beurteilungszeitraum?

Die 6 Verhaltensweisen werden mit „1" bewertet, wenn sie *seit der letzten Einschätzung* beobachtet wurden, mit „0", wenn sie *seit der letzten Einschätzung* nicht beobachtet wurden.

Wie wird der Schieber für die subjektive Risikoeinschätzung verwendet? Welches ist der Beurteilungszeitraum?

Bei der subjektiven Risikoeinschätzung wird das Risiko eingeschätzt, dass der Patient/die Patientin *in den Stunden bis zur nächsten Einschätzung* jemanden *körperlich angreifen* könnte. Dazu wird der Schieber zwischen „kein Risiko" und „sehr hohes Risiko" eingestellt, der Wert auf der Rückseite abgelesen und entsprechende Zahl in die Tabelle übertragen. Ist die Schiebereinstellung ganz links „Kein Risiko", ist der Wert Null. Bei der Einschätzung des subjektiven Risikos mit dem Schieber sollen *alle verfügbaren Informationen* berücksichtigt werden: das persönliche Gefühl, Kenntnisse über die PatientInnen (z.B. über Vorfälle vor der Hospitalisation), Erfahrungen aus früheren Hospitalisationen, die aktuelle Zusammensetzung der PatientInnengruppe auf der Station, die Atmosphäre, etc.

Was geschieht mit den Einschätzungen?

Die Resultate der Risikoeinschätzungen müssen im pflegerischen und interdisziplinären Team kommuniziert werden. Das BVC-Formular soll ein Arbeitsinstrument sein, und die Risikowerte sollten an Übergabe- und interdisziplinären Rapporten erwähnt und bei Bedarf besprochen werden!
Wo im Stationszimmer Magnettafeln mit der PatientInnenliste verwendet werden, hat es sich bewährt, das jeweilige Risiko mit farbigen Magnetknöpfen zu visualisieren (z.B. gelb für erhebliches Risiko, rot für hohes Risiko).

Kontaktadresse und Bezugsquelle für das BVC-CH-Formular und den Schieber zur subjektiven Einschätzung des Gewaltrisikos: Dr. Christoph Abderhalden, Universitäre Psychiatrische Dienste UPD Bern, Bolligenstrasse 111, CH-3000 Bern 60; abderhalden@puk.unibe.ch.

Eine elektronische Version des BVC-CH ist erhältlich bei der niederländischen Firma IGCN Automation B.V., Houten, Niederlande (www.IGCN.nl; info@IGCN.nl). ICGN hat die exklusiven Rechte zur Produktion und zum Vertrieb von BVC-CH-Software.

---

[1] Die norwegische Originalfassung enthält nur die Beurteilung der 6 Verhaltensweisen, die modifizierte Schweizer Fassung (BVC-CH) zusätzlich die subjektive Risikoeinschätzung mit dem Schieber, die Angaben zur Interpretation des Resultats und die Liste mit möglichen gewaltpräventiven Massnahmen.
[2] Diese Zeiten können stationsbezogen angepasst werden.

Frühwarnzeichen erkennen

Broset-Gewalt-Checkliste (BVC-CH)

- Feindselige Grundstimmung mit Zeichen von Wut oder Angst (z. B. Schimpfen, Drohen)
- Zeichen ungewöhnlicher Aufregung oder Passivität (z. B. gesteigerte Tonhöhe und Lautstärke, starrer Blickkontakt)
- Psychomotorische Erregung oder Anspannung (die körperliche Aktivität ist mit der sicherste Indikator für eine folgende Aggression)
- Gewalttätige Gestik, geringere Körperdistanz oder Sachbeschädigungen
- Auflösung des gewohnten Musters nonverbaler Kommunikation
- Rasche Stimmungsschwankungen
- Übersensible Reaktion auf Kontaktangebote oder Kritik
- Erhöhtes Gewaltrisiko am Tag der Aufnahme und in der ersten Woche.

Welche Möglichkeiten zur Vorbeugung gegen aggressive Übergriffe haben Sie?

Makroebene

- **Raumgestaltung** (Licht, Farben, Fluchtmöglichkeiten)
- **Stationsmilieu** (Konfliktprävention, Klarheit, Förderung der Gruppenkohäsion)
- **Schulungsangebote**
- **Verfahren** zur Gefährdungsbeurteilung und **Leitlinien**
- **Nachsorge** für traumatisierte Mitarbeiter
- **Unterstützung** durch Vorgesetzte

Mikroebene

- Entspannende **Kommunikation**
- **Deeskalationstechniken**
- **Körperliche** Schutz- und **Fluchttechniken**
- **Kenntnis der Frühwarnzeichen**

14.

Fragen zur Selbstreflexion

Fragen, die Sie sich vorbereitend auf die Situation einer Aggression stellen können

Bei Angst des Patienten

➲ Wie können Sie das Gefühl von Bedrohung beim Patienten reduzieren?

➲ Was sind seine und Ihre Bedürfnisse?

➲ Fühlt sich der Patient in seinen Bedürfnissen gehört?

Als Reaktion auf den Verlust von Autonomie beim Patienten

➲ Wie können Sie einen eskalierenden Machtkampf zwischen Mitarbeiter und Patienten vermeiden? Etwa um Grenzen zu setzen oder nicht akzeptables Verhalten zu ändern.

Bei einem Konflikt mit dem Patienten

➲ Was können Sie tun, um den Konflikt so zu lösen, dass keiner der Beteiligten das Gefühl einer Niederlage, Verletzung oder Kränkung hat?

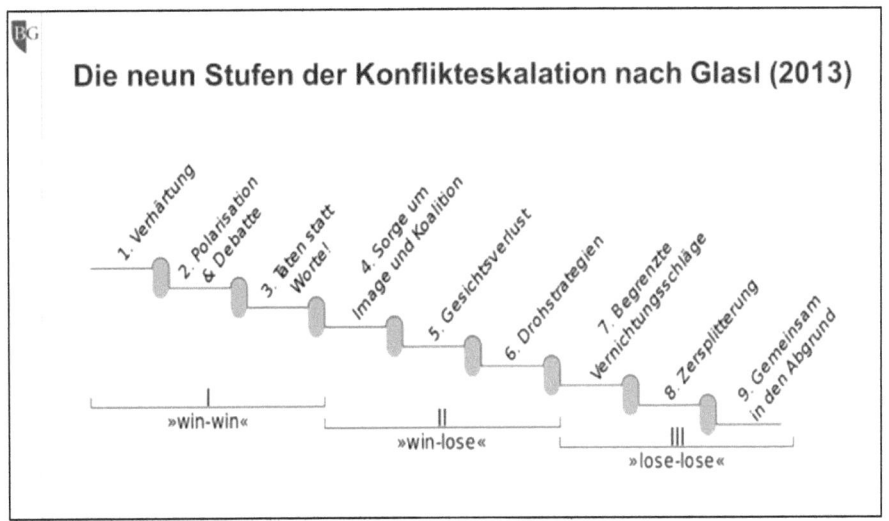

Die neun Stufen der Konflikteskalation nach Glasl (2013)

BG

Grundregeln der Deeskalation

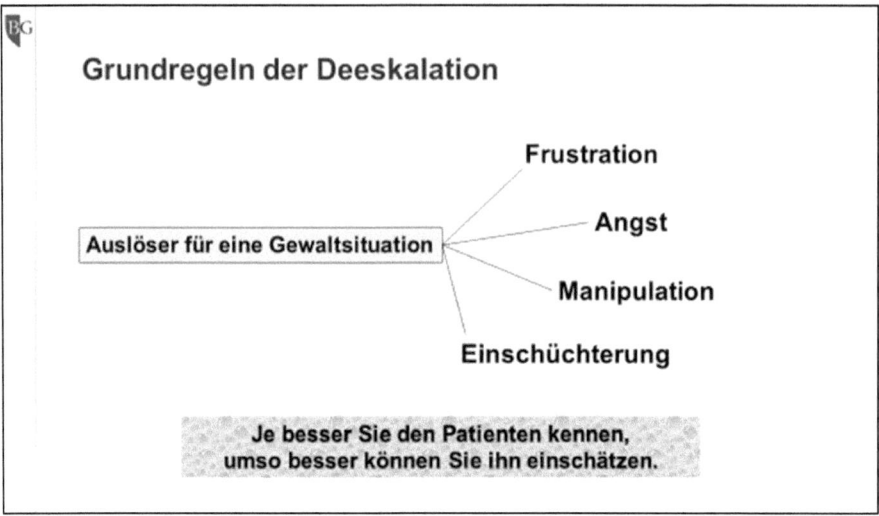

Frustration

Angst

Auslöser für eine Gewaltsituation

Manipulation

Einschüchterung

**Je besser Sie den Patienten kennen,
umso besser können Sie ihn einschätzen.**

BG

Professionelles Verhalten

- das aggressive Verhalten nicht gleich persönlich nehmen
- bewahren Sie sich einen ruhigen Blick
- wenn Sie sich persönlich betroffen, sich in ihrem Selbstwert angegriffen fühlen, werden sie unter Umständen von Ihren Gefühlen (wie z. B. Angst, Empörung, Kränkung, Ärger) überwältigt. Suchen Sie rechtzeitig nach Hilfe und versuchen Sie nicht, den Helden zu spielen

15. Lernen Sie Ihre Toleranzschwelle kennen
Was ist für Sie Gewalt und Aggression?

	Das würde ich in der Regel tolerieren	Früher hätte ich das toleriert	Meine Kollegen würden das tolerieren
Heftiges Fluchen	❏	❏	❏
Gewaltandrohung	❏	❏	❏
Schubsen/Stoßen	❏	❏	❏
Beschimpfungen	❏	❏	❏
Kratzen	❏	❏	❏
Spucken	❏	❏	❏
Schlagen	❏	❏	❏
Treten	❏	❏	❏
Angriff mit einer Waffe	❏	❏	❏
Gegenstände werfen	❏	❏	❏

Professionelles Verhalten

- sich der physiologischen Kampf-Flucht-Reaktion bewusst machen
- Auf ihre körperlichen Reaktionen achten (Ihr Körper signalisiert Ihnen nicht ohne Grund, dass Sie vorsichtig sein müssen)
- Kontrollieren Sie diese Reaktionen (z.B. indem Sie bewusst ein paar Mal tief durchatmen)
- Setzten Sie sich keiner unnötigen Gefährdung aus

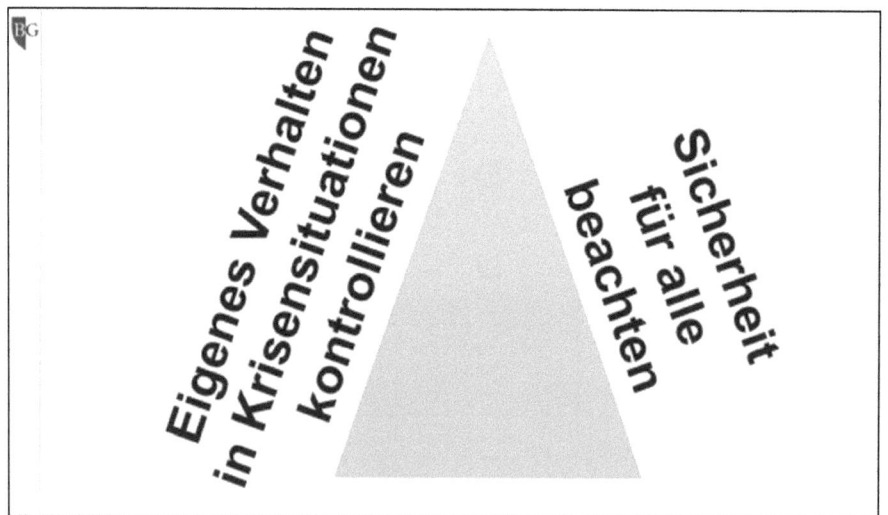

16. Allgemeine Grundregeln der Deeskalation

- Bereiten Sie sich gedanklich auf die Situation vor!

- Die Sicherheit aller hat höchste Priorität! Bevor Sie die Kontrolle über die Situation verlieren, entziehen Sie sich einer brenzligen Situation und holen Sie Hilfe!

- Agieren Sie und reagieren Sie nicht (Tun Sie etwas - auch etwas Belangloses. Sie demonstrieren damit Handlungsfähigkeit)!

- Bleiben Sie ruhig und vermeiden Sie hastige Bewegungen! Wenn Sie vom Patienten beschimpft werden, lassen Sie sich nach Möglichkeit nicht provozieren. Bedenken Sie, dass der Betroffene in den seltensten Fällen Sie persönlich meint.

- Halten Sie einen Sicherheitsabstand zum Aggressor. Ist er Ihnen körperlich zu nahe, kann er Sie körperlich angreifen, Sie z. B. schlagen oder treten. Auch für den Patienten selber kann es entlastend sein, wenn eine gewisse körperliche Distanz gewahrt bleibt. Erregte und angespannte Patienten können sich leicht bedroht oder provoziert fühlen, wenn die körperliche Nähe zu eng wird.

- Kontrollieren Sie Ihre Körperbewegungen und bewegen Sie sich langsam in ausreichendem Sicherheitsabstand zum Aggressor. Achten Sie darauf, dass Sie sich nach Möglichkeit so im Raum bewegen, dass Fluchtmöglichkeiten für Sie bestehen.

- Um Ihre Selbstkontrolle aufrecht zu erhalten, achten Sie auf die folgenden Punkte:

    a) *Atmung*: Die Atmung sollte möglichst gleichmäßig sein. Atmen Sie bewusst und langsam.

    b) *Stimme*: Ihre Stimme sollte möglichst tief und ruhig klingen.

c) *Körperhaltung*: Ihre Körperhaltung sollte aufrecht, aber doch entspannt sein. Achten Sie auf einen sicheren Stand. Wo fühlen Sie sich angespannt?

d) *Nonverbale Sprache*: Ihre Mimik und Gestik sollte nicht bedrohlich, ermahnend, provozierend oder abwertend sein.

- Bemühen Sie sich um Kontakt zum Aggressor! Suchen Sie den Blickkontakt, ohne Ihr Gegenüber zu fixieren.

- Starren Sie den Patienten nicht permanent an. Dies könnte von ihm als Bedrohung oder Provokation aufgefasst werden. Sie sollten allerdings dennoch den Augenkontakt suchen und den Patienten nie unbeobachtet lassen.

- Verlangsamen Sie die Kommunikation, indem Sie langsam und ruhig sprechen!

- Vermeiden Sie alles, was als Drohung oder Beleidigung aufgefasst werden könnte!

- Kontrollieren Sie die Situation, nicht den Patienten! Begeben Sie sich nicht in einen Machtkampf mit ihm.

- Signalisieren Sie aktives Zuhören

- Verhandeln Sie mit dem Patienten, ohne Zugeständnisse in für Sie bedeutenden Punkten zu machen.

- Benutzen Sie einfache Sätze und offene Fragestellungen

- Vermeiden Sie komplizierte Sätze, Beurteilungen, Ratschläge und unbedeutende Redewendungen.

- Sind Dritte (z. B. Mitpatienten oder Besucher) in der Situation zugegen, sorgen Sie dafür, dass diese sich aus dem Gefahrenbereich begeben. Dies können auch Kollegen übernehmen.

Aktiv Kontakt suchen

Stellen Sie den Kontakt her

- ➢ immer mit Namen anreden
- ➢ Wenn keine Reaktion - etwas lauter wiederholen
- ➢ Bei Reaktion die Lautstärke der Stimme zurück nehmen und mit normaler Lautstärke weiter sprechen

Bleiben Sie im Kontakt

- ➢ Passen Sie sich der Dynamik des Patienten/Bewohners an, bewegen Sie sich ebenfalls, allerdings ohne dabei aufdringlich zu wirken.
- ➢ Vermeiden Sie hektische oder ruckartige Bewegungen.

Aktiv Kontakt suchen

Setzen Sie klare Grenzen

- ➢ Unverschämt nicht einfach ignorieren.
- ➢ Zeigen Sie auf, wo Ihre Grenzen liegen, indem Sie z. B. um Sachlichkeit bitten oder auf die Hausordnung verweisen.
- ➢ Dabei nicht maßregeln und nicht drohen.
- ➢ Wichtig ist, dass die andere Person sich nicht als Person abgelehnt fühlt. Machen Sie klar, dass Sie nicht die Person ablehnen, sondern das gegenwärtige Verhalten missbilligen.

Aktiv Kontakt suchen

Sagen Sie, was Sie erleben

> Sagen Sie dem Patienten, wie er auf Sie wirkt. Sprechen Sie auch von Ihrer Angst, denn er wird sie sowieso spüren. Auf diese Weise spiegeln Sie ihm sein Verhalten.

> Dabei »Ich-Botschaften« verwenden. Anders als bei einer »Du-Botschaft« wird die »Ich-Botschaft« nicht als Bewertung oder Angriff, sondern als persönliche Feststellung verstanden. Es fördert bei Anderem die Bereitschaft und Fähigkeit ebenfalls Ich-Botschaften zu verwenden. Dadurch kann im Gespräch eine Atmosphäre von Offenheit und Vertrautheit entstehen.

Aktiv Kontakt suchen

Nehmen Sie den Patienten ernst

> Mit keinen vorgefassten Meinungen in ein Gespräch gehen

> Aussagen des Anderen niemals ins Lächerliche ziehen.

> Aktives zuhören und Interesse vermitteln. Dies können Sie z. B. durch Nachfragen und Kopfnicken tun.

> Vermeiden Sie dabei Fragen nach dem »Warum« und Fragen, die nur mit »Ja« oder »Nein« beantwortet werden können. Stellen Sie öffnende und konkretisierende Fragen wie z. B.: *»Was genau regt Sie jetzt auf?«*, (statt: *»Warum regen Sie sich denn so auf?«*).

Aktiv Kontakt suchen

Sprechen Sie die Sprache des Patienten/Bewohners

Reden Sie in einer Sprache, die der Patient/Bewohner versteht und durch die er sich als Person angesprochen und ernst genommen fühlt. Vermeiden Sie komplizierte Fragen und Fachjargon, belehren Sie den Patienten/Bewohner nicht und benutzen Sie keine Phrasen, wie z. B.:

> *»Was ist denn hier los?«, »Was soll das denn jetzt?«, »Regen Sie sich mal nicht so auf!«, »Das wird schon wieder.«, »Kommen Sie erst mal wieder runter!«, »Ist doch alles halb so wild.«*

Aktiv Kontakt suchen

Versetzen Sie sich in die Lage des Patienten

- ➢ Zeigen Sie Ihr Mitgefühl für ihn und seine Situation.
- ➢ Äußern Sie Verständnis für ihn. Keine Versprechungen und Zugeständnisse machen, die Sie später nicht einhalten können.

Machen Sie Lösungsvorschläge

- ➢ Teilen Sie dem Patienten ihm Kompromissmöglichkeiten und Lösungsvorschläge mit.
- ➢ Achten Sie darauf, ihm nichts aufzuzwingen, was nur *Sie* für richtig halten. Denken Sie daran, dass Ihre Vorschläge zwar aus Ihrer Sicht richtig sind, der Patient dies aber unter Umständen anders wahrnimmt.

Aktiv Kontakt suchen

Nehmen Sie Störungen wahr

> Beobachten Sie die Reaktionen des Patienten/Bewohners so genau, wie es Ihnen möglich ist.

> Ein falsches Wort oder eine falsche Geste von Ihnen können eine angespannte Situation leicht eskalieren lassen. Daher ist es wichtig, dass sie spüren, wenn sich der Patient an einer Äußerung oder an einer Regung von Ihnen stört. Entschuldigen Sie sich dann und erklären Sie, warum Sie sich so verhalten haben. Lenken Sie dabei aber nicht vom Gesprächsthema ab.

Aktiv Kontakt suchen

Engen Sie den Patienten/Bewohner nicht ein

> Drängen Sie ihm kein Gespräch auf.

> Zwischendurch fragen, ob er das Gespräch abbrechen oder vielleicht mit einem Kollegen fortsetzen möchte.

In der Praxis kann es auch bei Personen mit sehr hoher Gesprächsführungskompetenz dazu kommen, dass eine verbale Deeskalation nicht gelingt.

Setzen Sie sich während des Gesprächs mit erregten Patienten nicht zu sehr unter Druck, um jeden Preis erfolgreich zu deeskalieren.

Rechtliche Aspekte mit Fallbeispielen

Rechtliche Aspekte von Aggressionen

Aggressionen sind Übergriffe, diese wiederum Angriffe auf das pflegerische, betreuende oder ärztliche Personal.

In der Regel erfolgen diese Übergriffe durch Schläge, aber auch durch Zerren an der Kleidung, Treten, Kratzen, Würgen, durch Werfen von Gegenständen oder Verdrehen des Arms. Teilweise kommt es sogar zu (Messer-)Stichen, Verletzungen mit anderen Gegenständen oder zu Geiselnahmen.

Aggressionen können jedoch neben körperlichen Angriffen auch in verbalen Drohungen und Beschimpfungen bestehen, die sogar noch häufiger sind.

(Richter et al. 2001)

Rechtliche Aspekte von Aggressionen

Rechtlich (d. h. strafrechtlich) können Aggressionen grob *vier Bereichen* zugeordnet werden:

- Körperverletzung
- Nötigung
- Sexualstraftat
- Beleidigung

} strafrechtlich und zivilrechtlich von Bedeutung

Allen gemeinsam ist,
dass entweder die *körperliche Unversehrtheit* einer Person oder/und dessen *Persönlichkeit* beeinträchtigt wird.

Rechtliche Aspekte von Aggressionen

Sofern »hoheitliche Hilfe« (Hilfe durch Polizei etc.) nicht rechtzeitig erlangt werden kann, steht jedem Bürger das Recht zu, sich zur Wehr zu setzen und die Aggression mit eigenen Mitteln zu beseitigen oder zu stoppen.

Voraussetzung hierfür ist allerdings, dass eine gewisse Schwelle überschritten wird: Die Aggression muss mehr als nur lästig sein und den Pflegenden körperlich oder psychisch massiv beeinträchtigen, wobei seine körperliche Unversehrtheit und/oder sein Persönlichkeitsrecht verletzt wird.

Entscheidend dafür,

ob und welche Gegenmaßnahmen

getroffen werden dürfen,

ist u. a. die Frage,

ob der »Gegenangriff«

als Rechtfertigungsgrund

im Sinne des Straf- und Zivilrechts

anzusehen ist.

Rechtfertigungsgründe bei Gegenwehr

Angriff (juristisch) wird allgemein als eine unmittelbare Bedrohung rechtlich geschützter Güter durch menschliches Verhalten definiert.

(32 StGB)

Die Aggression eines Patienten stellt ein soziales Verhalten dar, welches von der Rechtsordnung nicht gebilligt wird und den Betreuenden zur angemessenen Gegenreaktion berechtigt.

47

Rechtfertigungsgründe bei Gegenwehr (StGB)

Rechtfertigungsgründe, die eine Tat (beispielsweise eine Körperverletzung) rechtmäßig machen, sind:

> ➲ **Notwehr, Nothilfe (§ 32 StGB)**
>
> ➲ **Notstand (§ 34 StGB)**
>
> ➲ **Einwilligung**

Notwehr

Notwehr ist eine erforderliche Handlung (Verteidigung), um einen *gegenwärtigen, rechtswidrigen Angriff* von sich abzuwehren.

Die *Nothilfe* ist dabei die Verteidigung zugunsten eines *anderen*.

> Wer eine Tat begeht, die durch Notwehr geboten ist, handelt nicht rechtswidrig.

(§ 32 StGB)

17. Fallbeispiel

Eine Altenpflegerin ist nachts allein auf der Station und wird plötzlich von einer Bewohnerin von hinten angegriffen und an den Haaren gezogen. Sie schreit die Bewohnerin an: »Lassen Sie sofort los! « - jedoch ohne Erfolg. Es gelingt ihr, einen Stuhl zu ergreifen, mit dem sie zur Seite und nach hinten schlägt. Die Bewohnerin stürzt dadurch und bricht sich sowohl den Arm als auch den Oberschenkelhals. Deren Tochter erstattet Strafanzeige gegen die Pflegerin. Hat diese Anzeige Aussicht auf Erfolg?

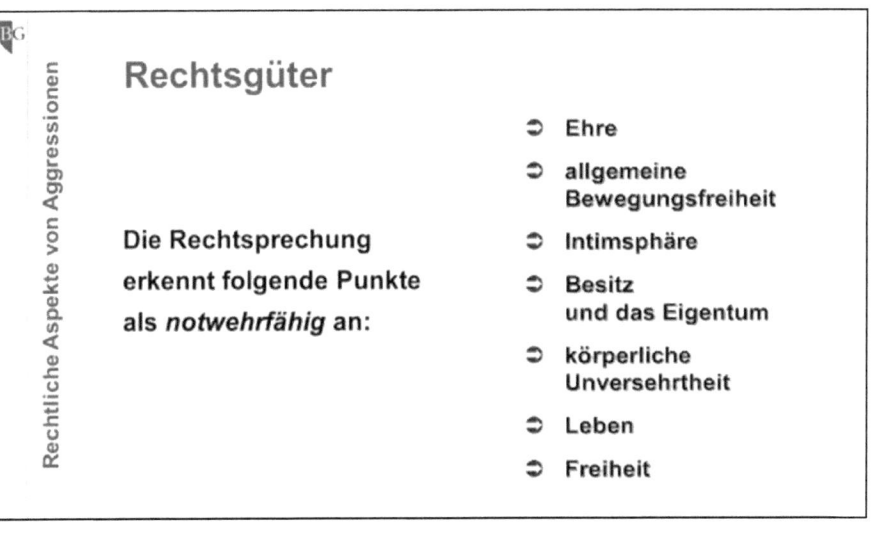

Rechtliche Aspekte von Aggressionen

Rechtsgüter

Die Rechtsprechung erkennt folgende Punkte als *notwehrfähig* an:

- ➲ Ehre
- ➲ allgemeine Bewegungsfreiheit
- ➲ Intimsphäre
- ➲ Besitz und das Eigentum
- ➲ körperliche Unversehrtheit
- ➲ Leben
- ➲ Freiheit

Erläuterungen

Maßnahmen können nicht nur bei drohenden oder bereits eingetretenen Verletzungen des Eigentums oder des Körpers oder bei Lebensgefahr ergriffen werden, sondern auch bereits bei einer *Verletzung der Ehre*. Notwendig ist dabei jedoch, dass das *mildeste geeignete Mittel* gewählt wird und die Ehrverletzung noch andauert.

Erläuterungen

Die Erwiderung einer Beleidigung durch eine andere Beleidigung, gewissermaßen als Gegenwehr, kann *straffrei* bleiben.

(§ 199 StGB)

Voraussetzung ist, dass eine sofortige Erwiderung, d.h. in einem *sachlich-psychologischen Zusammenhang* und im andauernden *Erregungszustand*, erfolgt.

Rechtliche Aspekte von Aggressionen

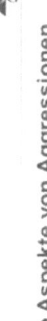
Erläuterungen

Eine Nötigung ist beispielsweise dann nicht »verwerflich«, wenn der Patient dazu gezwungen wird, ein lebensnotwendiges Medikament zu nehmen und er selbst die Notwendigkeit aufgrund einer geistigen Einschränkung (z. B. Demenz) nicht einsehen kann.

Auch zum Schutz der *Intimsphäre* können geeignete und angemessene Gegenmaßnahmen getroffen werden.

18. Fallbeispiel

Eine Krankenschwester wird während der Durchführung von ambulanten Pflegemaßnahmen von dem Patienten immer wieder sexuell belästigt. Nachdem sie ihn erfolglos aufgefordert hat, sie nicht weiter am Busen anzufassen, schlägt sie ihm auf den Arm und drückt diesen dann weg sowie unterbricht die pflegerische Tätigkeit mit dem Hinweis, dass sie diese erst wieder fortsetzt, wenn er die Belästigung unterlässt.

Rechtliche Aspekte von Aggressionen

Erläuterungen

Zur Abwehr des Angriffs im Rahmen der Notwehr muss stets das *mildeste Mittel* gewählt werden. Auch ist die Notwehr nur dann zulässig, wenn überhaupt eine Abwehrhandlung erforderlich ist.

Die *Erforderlichkeit* liegt dann *nicht* vor, wenn beispielsweise der Angegriffene durch ein Ausweichen sich selbst schützen kann und das Ausweichen möglich ist, »ohne seiner Ehre etwas zu vergeben«.

(OLG Düsseldorf, NJW 1961, S. 1784).

Rechtliche Aspekte von Aggressionen

Erläuterungen

Selbst bei einem zulässigen Gegenangriff muss die *Verhältnismäßigkeit* beachtet werden. Somit darf *keine unangemessene gefährliche Abwehrmaßnahme* ergriffen werden.

Dabei darf nicht nachträglich bewertet werden, ob das Verteidigungsmittel noch angemessen war, sondern es ist davon auszugehen, was der Angegriffene *im Angriff* für eine angemessene Verteidigung halten durfte.

(BGH, NJW 1969, S. 802)

Erläuterungen

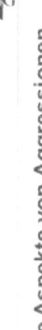

Unzulässig ist:

- eine Verletzung des Angreifers, wenn der Angriff dadurch beendet werden kann, dass ihm die »Waffe« weggenommen wird.
- eine gewalttätige Gegenmaßnahme gegen Ehrverletzungen (beispielsweise Beschimpfungen), wenn die Äußerungen des Angreifers auch durch entsprechende Erwiderungen beendet werden können.

Erläuterungen

Unzulässig ist:

- ein Gegenangriff, wenn bereits die *Drohung* mit einem gefährlichen Abwehrmittel wie einer Waffe oder besonderen Kenntnissen (Kampfsportausbildung, Boxen) den Angriff beenden kann.
- der Einsatz einer *Waffe,* wenn körperliche Mittel (Schläge, Tritte) zum Erfolg führen würden.

19. Fallbeispiel

Ein Altenpfleger wird von einem Bewohner mit Essen bespuckt und versetzt dem Bewohner daraufhin eine Ohrfeige. Ist diese strafbar?

20. Fallbeispiel

Einer Altenpflegerin wird abends, als sie eine Bewohnerin zu Bett bringen und ihr die Schuhe ausziehen möchte, plötzlich mit dem beschuhten Fuß ins Gesicht getreten. Die Nase blutet. Sie überlegt, ob sie »zurückschlagen« soll und darf.

21. Fallbeispiel

Ein Bewohner beschimpft die Pflegekräfte mit Worten wie »Drecksau« u.Ä., weshalb die Stationsleitung eines Tages zum »Schutz« ihrer Kolleginnen den Heimbewohner »vorsorglich« für mehrere Stunden im Zimmer einschließt. Liegt eine strafbare Freiheitsberaubung vor?

22. Fallbeispiel

Eine Bewohnerin beißt eine Pflegekraft kräftig in den Finger, als diese das Gebiss entfernen will, und hält den Finger mit den Zähnen »fest«.

23. Fallbeispiel

In einer 1:1 Versorgung beginnt der Patient, den Kleiderschrank auseinander zu nehmen und die Schrankteile aus dem Fenster zu werfen. Die einzige anwesende weibliche Pflegekraft versucht ihn zu beruhigen. Der Patient, der körperlich weit überlegen ist, geht auf sie los und greift nach einem kleinen Holztisch, um diesen nach der Pflegekraft zu werfen. Sie versetzt ihm deshalb einen Fußtritt, wodurch der Patient sofort »zur Ruhe« kommt.

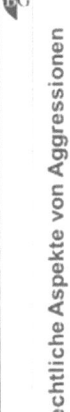

BG

Rechtliche Aspekte von Aggressionen

Erläuterungen

Die Notwehr ist nur bei einem *gegenwärtigen* *Angriff* zulässig.

Ist der Angriff erst zu befürchten oder ist er bereits abgeschlossen, fehlt das Recht zur Abwehrmaßnahme.

Erläuterungen

Bei der Abwehr eines Angriffs kommt es zu einer Situation erheblichen psychischen Drucks. Aus diesem Grund kann es bei der Abwehrhandlung zu einer *Überreaktion* kommen.

> **Überschreitet der Täter die Grenzen der Notwehr aus Verwirrung, Furcht oder Schrecken, so wird er nicht bestraft.**

(§ 33 StGB)

24. Fallbeispiel

In einem psychiatrischen Krankenhaus greift einer der Patienten eine Krankenschwester während des Nachtdienstes, den sie allein verrichtet, an. Sie gerät dadurch in Panik und verletzt ihn mit einer Thermoskanne, die sie als Waffe einsetzt, da er sie mit Faustschlägen traktiert. Der Patient erleidet erhebliche Verletzungen am Kopf, insbesondere im Gesicht.

Erläuterungen

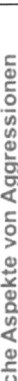

In der pflegerischen Praxis

versuchen oft Vorgesetzte

das Notwehrrecht durch

schriftliche oder mündliche

Verbote

einzuschränken.

Dies ist generell nicht möglich.

Erläuterungen

Es ist einerseits nicht erwünscht, dass die Pflegekräfte sich mit (aggressiven) Patienten »prügeln«, jedoch muss andererseits jeder Beschäftigte das Recht haben, seinen Körper und seine Gesundheit zu schützen. Deshalb kann es den Mitarbeitern nicht verwehrt werden, mit angemessenen Mitteln einem Angriff zu begegnen.

Die Besonderheiten der Patienten erfordern allerdings, *genau zu prüfen*, ob den Aggressionen nicht mit anderen Mitteln begegnet werden oder die Situation durch geschickte Handlungsweise entschärft werden kann.

Erläuterungen

Eine in der Praxis weit verbreitete, dennoch falsche Auffassung besteht darin, dass Schädigungen anderer in einem »Reflex« zulässig und damit straflos seien. Ein Reflex ist ein Vorgang, welcher ohne Einfluss des Gehirns abläuft. Das Zurückschlagen beispielsweise ist kein Reflex, sondern eine eigene Handlung, damit unter Umständen strafbar.

Erläuterungen

Die Ausübung des Notwehrrechts kann selbst in berechtigten Fällen zu einer schwierigen rechtlichen Situation führen. Deshalb ist eine sorgfältige Dokumentation ebenso unerlässlich wie auch die Beachtung von Frühwarnzeichen, wie:

feindselige Grundstimmung, drohende Körperhaltung und Gestik, geringe Körperdistanz, verbale Bedrohungen und Beschimpfungen, psychomotorische Erregung und Anspannung, Sachbeschädigungen, gesteigerte Tonhöhe und Lautstärke.

(vgl. Richter et al. 2001)

Erläuterungen

> **Vor allem ist es entscheidend,
> für jeden Pfleger oder Betreuende,
> vor Ausübung des Notwehrrechts
> sinnvolle Deeskalationsstrategien
> anzuwenden.**

Notstand

**Ein Rechtfertigungsgrund ist auch
der *rechtfertigende Notstand***

*Wer in einer gegenwärtigen, nicht anders abwendbaren Gefahr
für Leben, Leib, Freiheit, Ehre, Eigentum oder ein anderes
Rechtsgut eine Tat begeht, um die Gefahr von sich oder einem
anderen abzuwenden, handelt nicht rechtswidrig, wenn bei
Abwägung der widerstreitenden Interessen, namentlich der
betroffenen Rechtsgüter und des Grades der ihnen drohenden
Gefahren, das geschützte Interesse das beeinträchtigte
wesentlich überwiegt. Dies gilt jedoch nur, soweit die Tat ein
angemessenes Mittel ist, die Gefahr abzuwenden.*

(§ 34 StGB)

Notstand

Voraussetzung ist eine *Notstandslage* und somit eine *gegenwärtige Gefahr,* die nicht mit anderen Mitteln als dem Eingriff in ein anderes Rechtsgut, d. h. dessen Verletzung, abwendbar ist.

Eine *Gefahr* liegt immer dann vor, sobald die konkrete Möglichkeit des Eintritts eines Schadens besteht.

Notstand

Gefahr ist *gegenwärtig,* wenn die gefahrdrohenden Umstände jederzeit in den Schaden umschlagen könnten.

Beim Notstand muss stets eine *Interessenabwägung* erfolgen. Dies bedeutet: Jenes Rechtsgut, das durch die Notstandshandlung geschützt werden soll, muss *höherwertig* sein als das beeinträchtigte Rechtsgut.

Das Leben ist das höchste Rechtsgut, danach der »Leib« also der Körper bzw. die Gesundheit, Freiheit, Ehre und das Rechtsgut mit den niedrigsten Wert ist das Eigentum. Deshalb darf beispielsweise das Eigentum geschädigt werden, um Leben oder Körper zu schützen.

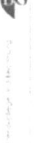

§ 34 StGB

Das zu schützende Rechtsgut muss *höher zu bewerten* sein als die persönliche Freiheit des Bewohners (plötzliche *Aggressionen* des Patienten oder Bewohners, wodurch andere Personen gefährdet werden oder Suizidversuch).

Bei der Gefahr einer Beschädigung geringwertiger Sachen kann z. B. eine Fixierung oder das Einschließen im Zimmer nicht damit gerechtfertigt werden, es liege ein Notstand vor.

Freiheitsbeschränkungen, die mit dem rechtfertigenden Notstand begründet werden, nur für *kurze Zeit* zulässig sind. Längere Eingriffe in die Freiheitsrechte oder die körperliche Unversehrtheit erfordern die Einschaltung des Betreuungsgerichts.

25. Fallbeispiel

Ein Patient beginnt plötzlich, beim Essen die anderen Bewohner zu schlagen und deren Mahlzeiten im Raum zu verteilen. Zwei der Altenpflegerinnen entfernen ihn deshalb aus dem Speisesaal und schließen ihn für eine Stunde in seinem Zimmer ein. Ist dies zulässig?

26. Fallbeispiel

Auf der Station befindet sich ein Patient, der die Armbanduhr (Wert: 400 Euro) eines Mitarbeiters zerstört. Wer haftet und in welchem Umfang?

27. Fallbeispiel

Ein Patient begibt sich zur freiwilligen Aufnahme auf eine geschlossene Station und drängt eine Krankenschwester schon nach kurzer Zeit, ihn aus der Station zu »entlassen«. Sie ruft den diensthabenden Arzt an, der zusagt, gleich zu kommen. Dies dauert jedoch länger als eine halbe Stunde und der Patient wird immer aggressiver. Darf dieser Patient, bevor er zu aggressiv und evtl. renitent wird, aus der Station gelassen werden?

28. Fallbeispiel

Ein Patient beginnt plötzlich zu toben und zu randalieren. Es muss befürchtet werden, dass er nicht nur anderen Schaden zufügt und das Mobiliar beschädigt, sondern sich auch selbst erheblich verletzt. Darf er medikamentös sediert werden oder dürfen sonstige (freiheitsbeschränkende) Maßnahmen getroffen werden?

Rechtliche Aspekte von Aggressionen

Einsatz von Medikamenten

Die Verabreichung von Arzneimitteln ist die Aufgabe
des jeweiligen Arztes

Delegation an nicht-ärztliches Personal

Im Normalfall setzt die Delegation die Einwilligung des Patienten oder des
Bewohners voraus. Diese ist im Normalfall erforderlich, da jede medizinische
Maßnahme grundsätzlich eine Körperverletzung darstellt, die nur durch die
Einwilligung des Patienten ihre Rechtswidrigkeit verliert.

(Kienzle 2007)

Rechtliche Aspekte von Aggressionen

Einwilligung

**Es gibt zwei Möglichkeiten, auf eine Einwilligung
zu verzichten:**

**Entweder kann zivil- und strafrechtlich von einer
stillschweigenden, *mutmaßlichen Einwilligung*,
ausgegangen werden,**

oder es liegt ein *Notstand* (§ 34 StGB) vor.

Der mutmaßliche Wille

> Der mutmaßliche Wille ist derjenige, der vom Bewohner oder Patienten geäußert worden wäre, wenn eine Verständigung mit ihm möglich gewesen wäre.
>
> Es muss daher vorher die Überlegung angestellt werden, ob ein »verständiger Patient« in der konkreten (Notfall-)Situation einwilligen würde.

(Steffen 1983, 88)

Der mutmaßliche Wille

> Die Gabe von Medikamenten aufgrund des mutmaßlichen Willens muss eine *Ausnahme* bleiben.

Fehlt eine ärztliche Verordnung, dürfen Pflegekräfte nicht tätig werden; es sei denn, es gäbe in dieser Notsituation ausnahmsweise nur die eine Möglichkeit, sie mit der Gabe des Medikamentes unter Kontrolle zu bekommen. Wichtig ist insoweit, dass keine anderen Reaktionsalternativen möglich sind und der Arzt nicht erreichbar ist.

Bedarfsverordnung

**Verordnungen durch den Arzt *ausnahmsweise*
für Situationen mit Eigen- und/oder
Fremdgefährdung.**

Diese Verordnung darf für das nicht-ärztliche Personal kein Spielraum hinsichtlich der Dosis und der Indikation zulassen.

Es muss sowohl die Dosierung des Medikamentes genau festgelegt wie auch zusätzlich die Akutsituation möglichst genau definiert werden, in welcher der »Bedarfsfall« vorliegt.

Einsatz von Medikamenten

Bei der Gabe von *Psychopharmaka* ist besonders zu beachten, dass es sich hierbei um hochwirksame Arzneimittel mit teilweise erheblichen Nebenwirkungen handelt.

Zudem wird durch die Gabe von Psychopharmaka in der Regel die Bewegungsfreiheit, beispielsweise bei Sedativa, eingeschränkt, sodass die ungerechtfertigte Verabreichung als strafbare *Freiheitsberaubung* gewertet werden kann, so lange nicht die vorgenannten Voraussetzungen, wie beispielsweise ein *Notstand*, vorliegen.

Selbst in Situationen akuter Gefahr dürfen Arzneimittel nur von Fachkräften verabreicht werden.

29. Medikamente als Aggressionsförderer

Folgende Wirkstoffe bzw. Medikamente können die Aggressivität steigern (Grond 1997)

Wirkstoffe	Medikamentennamen	Auswirkung auf Aggressivität
Piracetam	Avigilen, Cerebroforte, Cerepar, Cuxabrain, Durapitrop, Encetrop, Memo-Puren, Nootrop, Normabrain, Novocetam, Piracebral, Piracetrop, Sinapsan	können die Aggressivität steigern
Aktivierende Antidepressiva	Clomipramin, Anafranil, Hydiphen, Gamonil, Nortrilen, Pertofran, Petylyl, Imipramin wie Pryleugan und Trofranil, Noveril und Vivalan	können die Aggressivität steigern
Testosteron (männliches Sexualhormon)	Andriol und Testoviron	können die Aggressivität steigern
Schilddrüsenhormone	Levothyroxin in Berlthyrox, Eferox, Euthyrox, L-Thyroxin und Thevier	können die Aggressivität steigern
Antiepileptika	Barbiturate wie Luminal oder Promidone wie Liskantin und Mylepsinum	können paradoxe, d. h. aggressionssteigernde und verwirrende Wirkung entfalten

Wirkstoffe	Medikamentennamen	Auswirkung auf Aggressivität
	Phenytoine wie Epanutin, Phenhydan und Zentropil	können zu erhöhter Erregbarkeit führen.
Parkinsonmittel	Levodopa, Dopaflex und Cromocriptin wie Kirim oder Pravidel	können die Aggression steigern
Theophyllin	Aerobin, Afonilum, Afpred forte, Aminophyllin, Bronchoparat, Contiphyllin, Cronasma, Duraphyllin, Etheophyl, Euhphyllin, Euphylong, Fluitheophylin, Perasthman, Phyllotemp, Pulmo-Timelets, Solosin, Theophyllard, Unilair, Uniphillin	können die Aggressivität steigern
Koffein	Percoffedrinol und koffeinhaltige Schmerzmittel: Alacetan, Azur, CC forte, Chephapyrin, Coffalon, Coffetylin, Coffeemed, Copyrkal, Ditonal, Doppel-Spalt, Dorocoff-ASS, Eudorin, Föhnetten, Gewodin, HA-Tabl., Hermes-Hass, Migränin, Neopyrin forte, Neuralgin, Neuramag, Neuranidal, Novo Petrin, Octadon,	können die Aggressivität erhöhen

Wirkstoffe	Medikamentennamen	Auswirkung auf Aggressivität
	Optalidon N, Paraceta-mol plus, Prontopyrin Quadronal, Ring-N, Rio-Josipyrin, Saridon neu, Titralgan, Togal und To-ximer	
Weckamine	AN1, Captagon, Risa-turan, Ritalin und Tra-don	steigern die Aggressivi-tät
Appetitzügler	Antiadipositum X 112-S, Eventin, Exponcit, Fasupond, Fenpro-porex, Isomeride, Mira-pront, Regenon, Rondi-men, Tenuate und Vita-Schlanktropfen	wirken wie Weckamine
Metoclopramid	Cerucal, DuraMCP, Gastronerton, Gastrosil, Gastrotranquil, MCP, Paspertin	können über Angst und Unruhe die Aggressivi-tät erhöhen
Benzodiazepin-Tran-quilizer	Adumbran, Diazepam, Praxiten und Benzodia-zepin-Schlafmittel wie Rohypnol, Mogadan o-der Remastan	können als paradoxe Wirkung Aggressionen auslösen und bei plötzli-chem Absetzen über-schießende aggressive Reaktionen hervorrufen

Bei den Rechtfertigungsgründen, d. h. *Notwehr* und *Notstand,* ist zum Schutz vor Haftungsansprüchen selbstkritisch zu prüfen, ob ein Eingreifen, u. U. mit Gewaltanwendung, erforderlich ist.

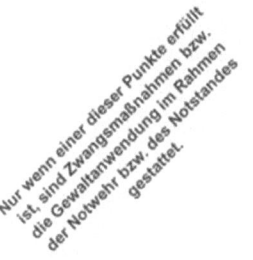

☞ Liegt eine Gefährdung von Personen vor, d. h. droht eine Körperverletzung oder Schlimmeres?

☞ Sind fremde Gegenstände, also nicht diejenigen des Heimbewohners bzw. des Patienten, gefährdet und haben diese einen Wert, der ein Eingreifen und eine Anwendung von Zwangsmaßnahmen oder Ähnlichem gegen den Bewohner bzw. den Patienten rechtfertigt?

☞ Könnte sich der Bewohner oder der Patient im Rahmen der aggressiven Handlung selbst verletzen und steht eine Anwendung von Zwangsmaßnahmen im angemessenen Verhältnis zum Verletzungsrisiko?

Für der Praxis

Aus der *Dokumentation* des Vorfalls bzw. der Entwicklung muss sich eindeutig ergeben, dass

→ bei der Notwehr eine Verteidigung gegen einen Angriff notwendig war,

→ das eingesetzte Verteidigungsmittel auch angemessen war,

→ und nur dieses Mittel zur effektiven Verteidigung gewählt werden konnte.

Beim Notstand müssen die Abwägung der Rechtsgüter (Schutz von Leib und Leben) sowie die »gegenwärtige Gefahr« aus der Dokumentation ersichtlich sein.

30. Fallbeispiel

Kann eine Tochter für ihren Vater, der sich in einer WG befindet, Entscheidungen zu Medikamenten u.Ä. treffen?

31. Fallbeispiel

Ein Patient erklärt sich damit einverstanden, im Zimmer eingeschlossen zu werden. Ist das zulässig?

Einwilligung als Rechtfertigungsgrund

Rechtliche Aspekte von Aggressionen

Die Einwilligung muss grundsätzlich vom *Betroffenen*, d. h. vom Bewohner bzw. Patienten, selbst erklärt werden. *Dritte Personen,* wie Angehörige, können *keine* wirksame Einwilligung erteilen.

Wenn der Patient nicht- oder nur eingeschränkt Geschäftsfähig ist, ist er jedoch *einsichtsfähig* und damit einwilligungsfähig, wenn er in der Lage ist, die Bedeutung und Tragweite seiner Entscheidung zu erfassen.

Dies bedeutet, dass er *nur in groben Zügen* die Art der medizinischen Maßnahme und deren Auswirkungen verstehen können muss.

(Kienzle 2007)

Rechtliche Aspekte von Aggressionen

Einwilligung als Rechtfertigungsgrund

Eine geäußerte Einwilligung kann jederzeit *widerrufen* werden.

> **Angehörige sind nur dann zur Einwilligung berechtigt, wenn sie gleichzeitig *gesetzliche Vertreter,* wie Betreuer, Eltern oder Vormund sind und der Patient oder der Bewohner *zusätzlich nicht einwilligungsfähig* ist.**

Im *Lebensgefahr,* muss nach dem *mutmaßlichen Willen* gehandelt werden, sofern der Betroffene nicht selbst einwilligen kann und auch kein Betreuer vorhanden oder erreichbar ist.

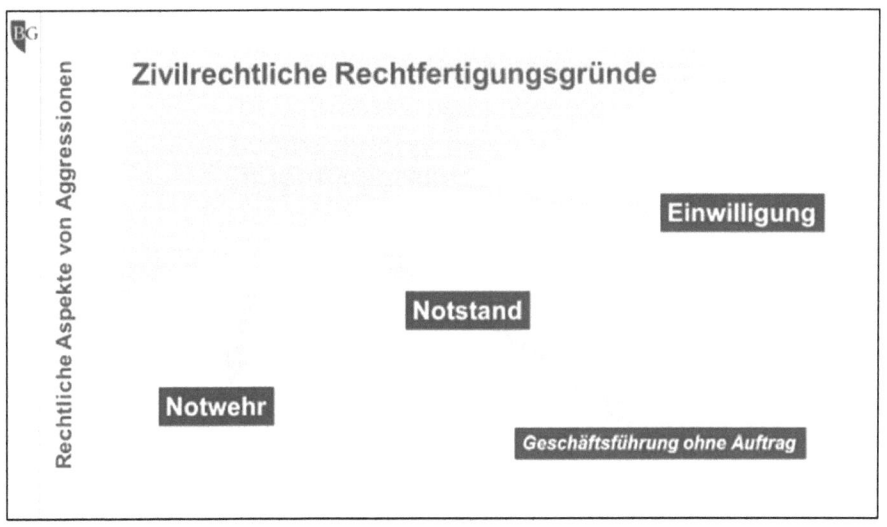

32. Fallbeispiel

Ein Patient versucht, einer Krankenschwester die Schlüssel zu entreißen, und hält sie dabei mit eisernem Griff fest. Die Schwester fordert ihn zunächst dazu auf, von ihr abzulassen. Als dies erfolglos ist, schlägt sie dem Patienten ins Gesicht, wodurch er sie loslässt. Der Patient verlangt später von der Krankenschwester und dem Krankenhaus Schmerzensgeld. Hat er Aussicht auf Erfolg?

Rechtliche Aspekte von Aggressionen

Notwehr (zivilrechtlich)

> **Die Notwehr ist, wie im Strafrecht auch,
> die *zulässige Verteidigung*
> gegen einen *gegenwärtigen*
> und *rechtswidrigen Angriff.***

Je stärker der Angriff ist oder je hartnäckiger der Angreifer sich verhält, desto schwerwiegender darf die Gegenwehr sein und kann sogar den Einsatz einer Waffe (auch waffenähnliche Gegenstände wie Stuhlbein, Flasche, Schlüssel) rechtfertigen.

Notwehr (zivilrechtlich)

Die Rechtsprechung geht davon aus, dass bei Kindern, psychisch kranken oder geistig behinderten Menschen die Abwehr nur eingeschränkt erfolgen oder auf Gegenmaßnahmen ganz verzichtet werden soll. Dies kann selbstverständlich nicht so weit reichen, dass dadurch die eigene Gesundheit oder gar das eigene Leben gefährdet wird.

33. Fallbeispiel

Was kann getan werden, wenn ein Patient - nach einer verbalen Auseinandersetzung mit einer Pflegekraft - im Zimmer sämtliche Gegenstände seines Mitpatienten (und -bewohners) zerstört?

34. Fallbeispiel

Ein besonders kräftiger Bewohner steht vor einer Pflegekraft und will sie offenkundig angreifen. Ihr Versuch, ihn verbal zu beruhigen, misslingt: Der Heimbewohner will zuschlagen. Deshalb versetzt ihm die Pflegekraft einen Fauststoß in den Bauch, woraufhin der Bewohner von ihr ablässt.

35. Fallbeispiel

Eine Pflegekraft betritt morgens das Zimmer und sieht, wie ein Patient gerade die Wände mit Kot beschmiert. Als dieser auf das Verbot weiterzumachen nicht reagiert, wird er von der Pflegekraft von der Wand weggezogen und sie versetzt ihm mehrere Schläge.

Notstand (zivilrechtlich)

> »Wer eine fremde Sache beschädigt oder zerstört, um eine durch sie drohende Gefahr ... abzuwenden, handelt nicht widerrechtlich, wenn ... erforderlich ist und der Schaden nicht außer Verhältnis zu der Gefahr steht. «

nach § 228 BGB

Es gilt jedoch der *Verhältnismäßigkeitsgrundsatz*, d. h., es muss ein angemessenes Verhältnis zwischen Gefahr und Zerstörung vorliegen.

Rechtliche Aspekte von Aggressionen

36. Fallbeispiel

Ein Patient in einer WG steckt das Zimmer in Brand. Eine herbei eilende Krankenschwester nimmt seinen Mantel und erstickt damit die Flammen. Muss sie Schadenersatz zahlen?

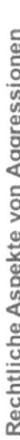

Rechtliche Aspekte von Aggressionen

Geschäftsführung ohne Auftrag

Eine besondere Form des Notstandes im Zivilrecht

»... ein Geschäft für einen anderen besorgt, ohne von ihm beauftragt ... zu sein.«

§ 677 BGB

Bedingungen zur Ausführung

»... das Geschäft so zu führen, wie das Interesse des Geschäftsherrn mit Rücksicht auf dessen wirklichen oder mutmaßlichen Willen ...« aussähe. »Geschäft« ist dabei nicht nur ein Rechtsgeschäft im üblichen Sinn. Bei dieser Art der Tätigkeit handelt es sich um eine »ungebetene Wahrnehmung fremder Interessen.«

(Palandt 1996)

Rechtliche Aspekte von Aggressionen

Geschäftsführung ohne Auftrag

Im medizinischen Bereich

Bedeutsam in der pflegerischen Praxis ist der mutmaßliche Wille des Patienten

- ✓ die ärztliche Behandlung bewusstloser Patienten
- ✓ das Abhalten einer Person von gefährlichen oder schädigenden Handlungen
- ✓ die (unter Umständen mit Zwang) durchgeführte Behandlung eines Verletzten

Die im Berufsrecht verankerte *Pflicht zur Hilfeleistung* bei Unfällen oder sonstiger Gefahr ist ausreichender Grund für die Besorgung »fremder Angelegenheiten«.

(Palandt 1996)

75

Unterlassene Hilfeleistung

Die Hilfspflicht ergibt sich aus der strafrechtlichen Vorschrift
der unterlassenen Hilfeleistung

> »Wer bei Unglücksfällen oder gemeiner Gefahr oder Not nicht Hilfe leistet, obwohl dies erforderlich und ihm ... zuzumuten, insbesondere ohne erhebliche eigene Gefahr und ohne Verletzung anderer wichtiger Pflichten möglich ist, wird mit Freiheitsstrafe ... oder mit Geldstrafe bestraft. «

(§ 323c StGB)

Unterlassene Hilfeleistung

Selbst wenn der Betroffene nicht mit der Geschäftsführung einverstanden ist, muss dies nach der gesetzlichen Regelung in § 679 BGB *nicht beachtet* werden, sofern die Geschäftsbesorgung »im öffentlichen Interesse« liegt. Das *öffentliche Interesse* ist anzunehmen bei der Gefahr für Leben und Gesundheit (z.B. bei einem Suizidversuch).

Rechtliche Aspekte von Aggressionen

Geschäftsführung ohne Auftrag in der Praxis

Es bedeutet, dass ein Bewohner oder ein Patient aufgrund der Geschäftsführung ohne Auftrag:

- kurzzeitig zu seinem Schutz oder dem Schutz Dritter fixiert oder medikamentös ruhiggestellt werden darf,

- ein bewusstloser Patient gegen oder ohne seinen Willen medizinisch behandelt werden darf, wenn dadurch sein Leben gerettet wird.

Rechtliche Aspekte von Aggressionen

Geschäftsführung ohne Auftrag in der Praxis

Die Geschäftsführung ohne Auftrag hat für Pflegefachkräfte zum einen den Vorteil, dass die Handlung durch einen Rechtfertigungsgrund gedeckt ist und damit keine haftungsrechtlichen Folgen entstehen. Zum anderen, dass die Möglichkeit besteht, den Ersatz eventueller (Un-)Kosten aufgrund der Geschäftsführung nach 683 BGB zu erlangen.

Es muss allerdings festgestellt werden, dass eine *Zwangsbehandlung* mit Psychopharmaka nur

- mit Genehmigung durch das Betreuungsgericht, zumindest durch den Betreuer,
- in *akuten* Notsituationen oder
- bei Bewohnern, die nach dem Unterbringungsgesetz zwangsweise in einer psychiatrischen Einrichtung untergebracht sind,

möglich ist (zusätzlich in akuten Notsituationen unter den schon genannten Voraussetzungen, insbesondere nach vorheriger Verordnung).

Einwilligung (zivilrechtlich)

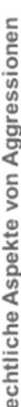

Rechtliche Aspekte von Aggressionen

Jeder Mensch kann in die Verletzung bzw. Vernichtung seiner Rechtsgüter einwilligen.

Wer in eine Rechtsgutsverletzung wirksam einwilligt, erleidet kein Unrecht .

Eine Einwilligung ist nur dann nicht möglich, wenn sie gegen die guten Sitten verstößt. Deshalb kann in eine Tötung nicht und in eine Körperverletzung nicht immer eingewilligt werden.

Die Einwilligung muss allerdings *freiwillig* erfolgen, und der Betroffene muss *einwilligungsfähig* sein.

(Geigel/Schlegelmilch 1993; Kienzle 2007)

Selbsthilfe (zivilrechtlich)

> **wenn jemand im Sinne der Selbsthilfe**
> **nach § 229 BGB handelt**

Die Selbsthilfe ist zulässig für denjenigen, der einen Anspruch hat, der nicht rechtzeitig mit Hilfe der Gerichte oder Behörden durchgesetzt werden kann. Sie kann daher nur dort Anwendung finden, wo die *Gefahr* einer *Vereitelung* des Anspruchs droht. Im Sinne der Selbsthilfe kann die *Beschädigung* einer fremden *Sache* (z. B. Aufbrechen einer Schranktür) oder die *Festnahme* einer Person (z. B. bei Fluchtgefahr) gerechtfertigt werden.

Rechtliche Aspekte von Aggressionen - Fazit

In Notstandssituationen sollte bei allen freiheitsbeschränkenden Maßnahmen, gleichgültig welcher Art, stets die *Menschenwürde* und das *Recht auf freie Entfaltung der Persönlichkeit* Maßstab sein.

Aus diesem Grund können freiheitsbeschränkende Maßnahmen nur mit der Beseitigung einer akuten Gefahr für höherwertige Rechtsgüter, nicht jedoch durch *erzieherische Maßnahmen* gerechtfertigt werden.

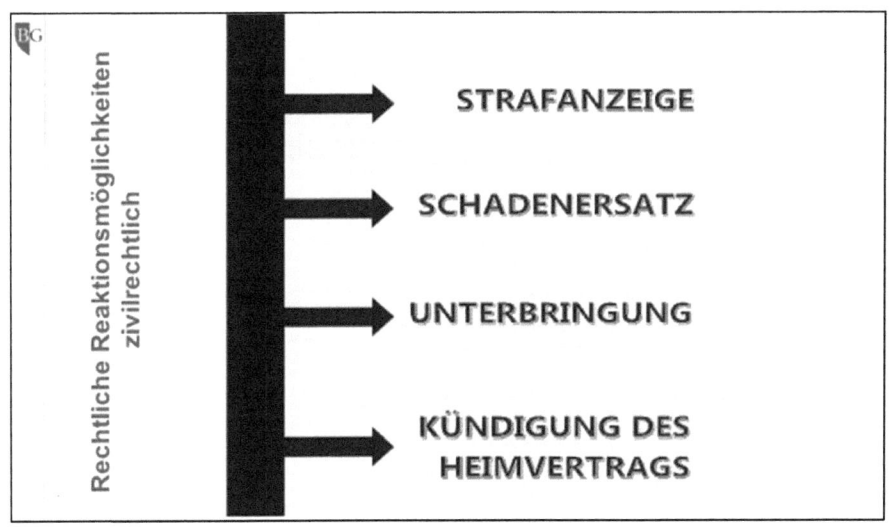

Zwangsmaßnahmen in der Pflege

Zwangsmaßnahmen

Unter Zwangsmaßnahmen werden freiheitsentziehende Maßnahmen,
wie Isolierung in verschlossenen Zimmern, Fixierung und die
Medikamentenverabreichung unter unmittelbarem physischem
Zwang, verstanden.

Eine Zwangsmaßnahme beinhaltet damit immer
drei Kernelemente:

- Macht,
- Zwang und
- physische Gewalt.

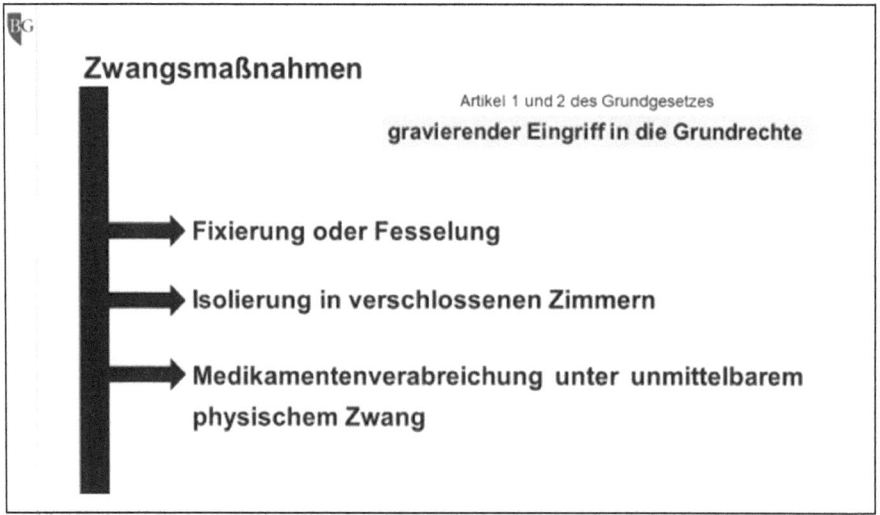

Zwangsmaßnahmen

gravierender Eingriff in die Grundrechte

Fixierung oder Fesselung

Alle Maßnahmen, die zu einer mechanischen Bewegungseinschränkung eines Betroffenen führen. Dazu zählen beispielsweise auch die Verwendung von Bettgittern, Schutzdecken, Bauchgurte im Sitzen und Steckbrettern am Sitz. Aber auch die Wegnahme von Gehhilfen, Rollstühlen etc., mit dem Ziel, die Bewegungsmöglichkeiten des Betroffenen einzuschränken sind als Zwangsmaßnahmen anzusehen.

Zwangsmaßnahmen

Artikel 1 und 2 des Grundgesetzes

gravierender Eingriff in die Grundrechte

Isolierung in verschlossenen Zimmern

Wird der Betroffene in einen Raum gebracht, den er ohne Hilfe Dritter nicht mehr verlassen kann. Es muss unbedingt eine kontinuierliche Beobachtung und Überwachung des Isolierten gewährleistet sein.

Auch hier gilt, dass eine Isolierung auf Wunsch des einwilligungsfähigen Betroffenen nicht als Zwangsmaßnahme anzusehen ist.

Zwangsmaßnahmen

Artikel 1 und 2 des Grundgesetzes

gravierender Eingriff in die Grundrechte

Medikamentenverabreichung unter unmittelbarem physischem Zwang

Zwang ➲ Wenn physische Gewalt angewendet wird.

Die alleinige Anwendung von psychischem Druck, wie die Präsenz zahlreicher Personen, wird hier noch nicht als Zwangsmaßnahme gewertet. Entscheidend ist vielmehr, dass bei der Maßnahme die Körpergrenze des Betroffenen überschritten wird.

Zwangsmaßnahmen

Artikel 1 und 2 des Grundgesetzes

gravierender Eingriff in die Grundrechte

Die Durchführung einer Zwangsmaßnahme ist nicht nur ein rechtliches Problem. Sie ist auch immer mit einem ethischen Konflikt verbunden.

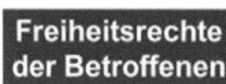

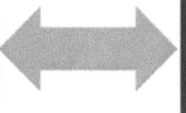

Zwangsmaßnahmen

gravierender Eingriff in die Grundrechte

Leider gibt es bisher noch keine klaren Indikationen, wann eine Zwangsmaßnahme auch sinnvoll oder gar geboten ist.

Eine sorgsame Abwägung ist notwendig

Zwangsmaßnahmen können für Patienten traumatisierende Erfahrungen darstellen.

(Pieper 2003)

Zwangsmaßnahmen

Artikel 1 und 2 des Grundgesetzes

gravierender Eingriff in die Grundrechte

Folgende Anlässe für Zwangsmaßnahme werden beschrieben:

- Gewalttätiges Verhalten gegen Personen
- Androhung von Gewaltanwendung gegen Personen
- Bekannte schwere Gewalttätigkeit bei einer Vorbehandlung
- Sexuelle Übergriffe
- Akute Suizidalität oder angekündigter Suizid
- Unmittelbar drohende gefährliche Selbstverletzung
- Unmittelbare Gefahr einer Brandstiftung oder ähnlich gefährlicher Verhaltensweisen
- Schwere Sachbeschädigung oder deren Androhung

Zwangsmaßnahmen

Artikel 1 und 2 des Grundgesetzes
gravierender Eingriff in die Grundrechte

Kein Anlass für eine Zwangsmaßnahme ist eine vage Befürchtung, dass etwas passieren könnte oder gar das Ziel, die Arbeit zu erleichtern.

Rechtswidrig sind auch Zwangsmaßnahmen aus disziplinarischen Gründen oder aus Fehlern in der Organisation einer Station.

Durchführung der Zwangsmaßnahmen

Zwangsmaßnahmen müssen überlegt und koordiniert durchgeführt werden.

- ❖ Entscheidung **über die Durchführung einer Zwangsmaßnahme wird in der Regel im multiprofessionellen Team getroffen**

- ❖ Anordnung **einer Zwangsmaßnahme darf immer nur vom zuständigen Arzt kommen**

  > Von der Anordnung einer Zwangsmaßnahme sind der zuständige Oberarzt und die Pflegedienstleitung zu informieren.

- ❖ Vorbereitung

- ❖ Durchführung

Durchführung der Zwangsmaßnahmen

Bei der Durchführung einer Zwangsmaßnahme ist auf Folgendes zu achten:

- Die Würde des Patienten/Bewohner ist gewahrt.
- Der Patient/Bewohner erleidet keinen Schaden.
- Der Patient/Bewohner kann sich mitteilen, seine Bedürfnisse werden berücksichtigt.
- Die Sicherheit für alle ist gewährleistet.
- Die individuelle Betreuung erfolgt zuverlässig und kontinuierlich.

Dokumentation der Zwangsmaßnahme

Eine umfassende Dokumentation beinhaltet folgende Punkte:

- Ärztliche Anordnung
- Verantwortliche Personen benennen (z. B. »Coach«)
- Namen aller beteiligten Personen
- Zeit und Datum der Durchführung
- Begründung für die Maßnahme und Ereignisse im Vorfeld
- Dauer der Maßnahme (Überprüfungszeitpunkt!)
- Beschreibung der Durchführung der Zwangsmaßnahme
- Für die Überwachung der Maßnahme verantwortlicher Mitarbeiter

Dokumentation der Zwangsmaßnahme

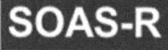

Der Fragebogen SOAS-R (Staff Observation Aggression Scale - Revised) von Nijman et al. (1999) misst die Häufigkeit, Schwere und Art aggressiven Patientenverhaltens bei stationären psychiatrischen Patienten/Bewohnern. Der Bogen lässt sich leicht und schnell ausfüllen (ca. fünf Minuten) und ist daher auf Stationen gut einsetzbar. Der Bogen wird von Mitarbeitern ausgefüllt, die Zeuge eines aggressiven Verhaltens waren.

SOAS-R

Hinweis:

Die deutschsprachige Version von SOAS-R ist urheberrechtlich geschützt.

Die Rechte der SOAS-R-Papierform liegen beim Testverlag Boom, Amsterdam, Niederlande (Mail: info@boomtestuitgevers.nl; Website www.boomtestuitgevers.nl). Dort können die Originalformulare bezogen werden. Die Rechte für die elektronische Verwendung liegen bei IGCN Automatisierung, Houten, Niederlande (Mail: info@IGCN.nl; Website www.IGCN.nl). Weitere Informationen zum SOAS-R finden Sie unter:

http://www.boomtestuitgevers.nl/tests_vragenlijsten/1195729772145/1218642399245b/SOAS-R

http://www3.interscience.wiley.com/journal/61001893/abstract
http://www3.interscience.wiley.com/journal/118640846/abstract

Patienten-Initialen:	_____	Station: _____
Fallnummer:	_____	Ereignis Nummer: _____
Anderer Aggressor, nämlich:	_____	Datum Vorfall: _____
Ausgefüllt von:	_____	Uhrzeit Vorfall: _____

Dieses Formular soll durch Mitarbeiter ausgefüllt werden, die Zeuge oder Opfer von aggressivem Verhalten gewesen sind. Dabei wird aggressives Verhalten wie folgt definiert: **Jegliche Form von verbalem, nonverbalem oder physischem Verhalten, welches für den Patienten/die Patientin selbst, andere Personen oder deren Eigentum bedrohlich ist, oder physisches Verhalten, wodurch der Patient selbst, andere Personen oder deren Eigentum zu Schaden gekommen sind** (nach: Morrison, 1990). Bei einem Aggressionsereignis folgendes ausfüllen: Initialen und Fallnummer des Patienten, Datum und Tageszeit (Beginn des Aggressionsereignisses). Bitte in jeder Spalte mindestens eine Angabe ankreuzen (Mehrfachnennungen pro Spalte sind möglich).

1. Provokation	2. Benutzte Mittel	3. Ziel der Aggression	4. Konsequenz(en) Opfer	5. Interventionen zur Beendigung
Kein nachvollziehbarer Anlass ☐	Verbale Aggression ☐	Nichts/Niemand ☐	Keine ☐	Keine ☐
AUSGELÖST DURCH	**GEWÖHNLICHE GEGENSTÄNDE**	Gegenstände ☐	**GEGENSTÄNDE**	Gespräch mit Patient/verbale Interventionen ☐
Andere Patient(en) ☐	Stuhl ☐	Andere Patient(en) ☐	Beschädigt, Ersatz nicht notwendig ☐	Patient ruhig wegbegleitet ☐
(Hilfe bei) pflegerischen Tätigkeiten (ATL) ☐	Glas/Porzellan ☐	Patient selbst ☐	Beschädigt, Ersatz notwendig ☐	Orale Medikation ☐
Patient wurde etwas verwehrt ☐	Andere, und zwar: ☐	Mitarbeiter ☐	**PERSONEN**	Unter Krafteinsatz festgehalten ☐
Personal verlangt Medikamenteneinnahme ☐	**KÖRPERTEILE**	Andere Personen, und zwar: ☐	Gefühl der Bedrohung ☐	In Zimmer geschickt ☐
Andere Anlässe, und zwar: ☐	Hände (z.B. Schlagen, Stoßen) ☐		Schmerz < 10 Min. ☐	Isolierung/ Separierung ☐
	Füße (z.B. Treten) ☐		Schmerz > 10 Min. ☐	Fixierung ☐
	Zähne (Beißen) ☐		Sichtbare Verletzung ☐	Andere Maßnahmen, und zwar: ☐
	Andere, und zwar: ☐		Behandlung notwendig ☐	
	GEFÄHRLICHE GEGENSTÄNDE/ METHODEN		Behandlung durch Artzt notwendig ☐	
	Messer ☐		Anders, und zwar: ☐	
	Würgen ☐			
	Anders, und zwar: ☐			

38. SOAS-R Zwangsmaßnahmen

Erfassung von Zwangsmassnahmen	Station: ___

Datum: _____	Rechtsgrundlage:	
Zeit: _____		*KLEBER*
Ausgefüllt von: _____		

Grund für die Zwangsmassnahme	Art der Zwangsmassnahme	Dauer der Zwangsmaßnahme		
☐ Selbstverletzungsgefahr	☐ Medikation			
☐ Suizidgefahr	☐ per os Medikament:			
☐ Fremdverletzungsgefahr	☐ Injektion i.v. Dosis (mg):			
☐ Reizabschirmung	☐ Injektion i.m.			
☐ Behandlungsverweigerung (bei dringender Behandlungsbedürftigkeit)	☐ Isolation	Tage	Stunden	Minuten
	☐ Eigenes Zimmer *offene* Tür →			
☐ Aggressionsereignis ↓	☐ Eigenes Zimmer *geschlossen* →			
Wenn Aggressionsereignis *bitte auch SOAS-R ausfüllen!*	☐ Isolierzimmer *offen* →			
	☐ Isolierzimmer *geschlossen* →			
☐ Anderer Grund *(bitte angeben)*:	☐ Fixation	Tage	Stunden	Minuten
	5-Punkt-Fixierung			
	☐ Zwangsernährung			
	☐ Anderes:			

Beteiligte Personen	Aufgebot	Nachbesprechung
☐ Pflegepersonen	☐ Maßnahme vorgeplant	☐ Keine Nachbesprechung
☐ ÄrztInnen	☐ Notfall-Aufgebot mit Alarm	☐ Nachbesprechung mit PatientIn
☐ Polizei	☐ Im Rahmen der Aufnahme	Datum: _____
☐ Andere	☐ Personal anderer Station(en) beteiligt	☐ Nachbesprechung mit beteiligten MitarbeiterInnen
Anzahl Personen _____	☐ Polizei oder Feuerwehr	Datum: _____

Ablauf der Maßnahme und Ausmaß der Belastung

Widerstand bei Zwangsmaßnahme   ☐ verbaler Widerstand   ☐ Körperlicher Widerstand

Ablauf der Maßnahme   geordnet |———————————————————————————| chaotisch

Belastung für PatientIn   gering |———————————————————————————| extrem
☐ Einschätzung aufgrund PatientInnenaussagen in Nachbesprechung   ☐ Vermutete Belastung

Belastung für Teammitglieder   gering |———————————————————————————| extrem

Bemerkungen (zur Zwangsmassnahme und/oder zum Aggressionsereignis):

39. Formular für die Anordnung und Dokumentation von Zwangsmaßnahmen

Anordnung und Dokumentation von Zwangsmaßnahmen

Name:

(kleiner Aufkleber)

Station ☐☐☐

1. Geburtstag ☐☐☐☐☐☐
2. Geschlecht **1** = männlich **2** = weiblich ☐
3. Aufnahmedatum ☐☐☐☐☐☐
4. Diagnose nach ICD 10 F☐☐☐☐
   F☐☐☐☐

A. Art, Beginn und maximale Dauer der Maßnahme

5. ☐ Fixierung 8. ☐ Sonstige
6. ☐ Isolierung
7. ☐ Medikation mit phys. Zwang

Beginn: _____
Max. Dauer: _____
(der einzelnen Maßnahme)

☐ einmalig
☐ intermittierend

Anordnung für max. eine Woche und nur bei absehbar identischem Anlass

B. Begründung der Maßnahme

9. ☐ Bedrohliches Verhalten
10. ☐ Sachbeschädigung
11. ☐ Tätlichkeiten gegen Personen

12. ☐ Drohende Selbstbeschädigung
13. ☐ Selbstgefährdung (z. B. Sturz, Delir)
14. ☐ Selbstbeschädigung

15. ☐ Sonstiges, bitte erläutern
_____

C. Kurze Beschreibung der konkreten Situation –
Gefahr, Maßnahme, Verhältnismäßigkeit, Überwachung ggf. Rückseite benutzen

D. Rechtsgrundlage des Aufenthalts

16. ☐ Freiwillig
20. ☐ § 63 StGB

17. ☐ Fürsorgl. Zurückhaltung
21. ☐ § 64 StGB

18. ☐ UBG
22. ☐ Justizvollzug

19. ☐ BGB
23. ☐ § 126 a StPO
24. ☐ 81 StPO

Anordnung: Unterschr. Arzt _____   **Verlängerung bis:** _____ Unterschr. Arzt _____

Verlängerung bis: _____ Unterschr. Arzt _____   **Verlängerung bis:** _____ Unterschr. Arzt _____

E. Durchführung der Maßnahme (Einzelmaßnahme maximal 24 Stunden)

Beginn der Maßnahme			Ende der Maßnahme			Summe
Tag/Monat/Jahr	Stunde/Minute	HZ	Tag/Monat	Stunde/Minute	HZ	Stunde/Minute
☐☐☐☐☐☐	☐☐☐☐	☐	☐☐☐☐	☐☐☐☐	☐	☐☐☐☐
Tag/Monat/Jahr	Stunde/Minute		Tag/Monat	Stunde/Minute		Stunde/Minute
☐☐☐☐☐☐	☐☐☐☐		☐☐☐☐	☐☐☐☐		☐☐☐☐
☐☐☐☐☐☐	☐☐☐☐		☐☐☐☐	☐☐☐☐		☐☐☐☐
☐☐☐☐☐☐	☐☐☐☐		☐☐☐☐	☐☐☐☐		☐☐☐☐
☐☐☐☐☐☐	☐☐☐☐		☐☐☐☐	☐☐☐☐		☐☐☐☐
☐☐☐☐☐☐	☐☐☐☐		☐☐☐☐	☐☐☐☐		☐☐☐☐
☐☐☐☐☐☐	☐☐☐☐		☐☐☐☐	☐☐☐☐		☐☐☐☐

Zur Kenntnis genommen:

Komplikationen: 25. ☐

OA/PDL _____ Datum _____   ja: _____

40. Ablauf einer Zwangsmaßnahme
(nach Enneper 2006)

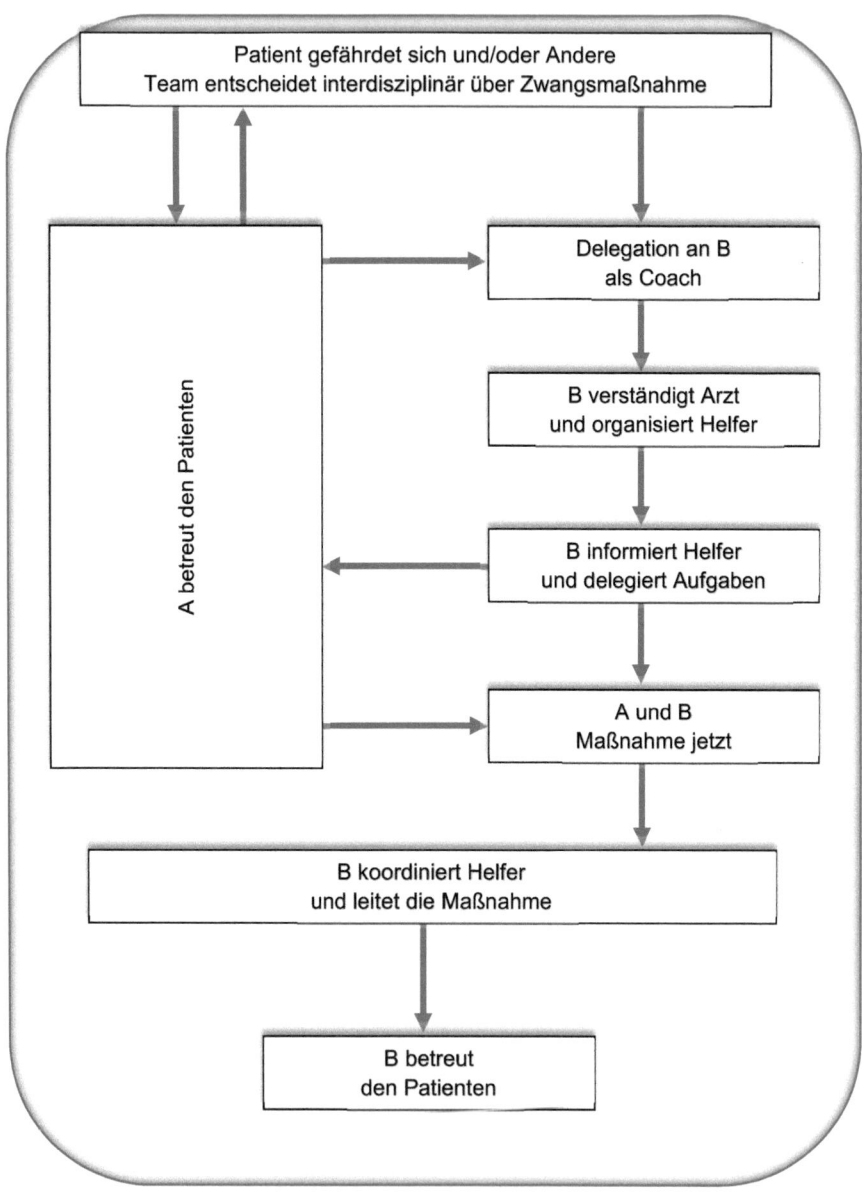

Besonderheiten bei einer Fixierung (Fesselung)

> **Fixierung:**
> **jede mechanische Bewegungseinschränkung eines Patienten.**
>
> **Ziel der Fixierung**
> **ist die akute Abwehr einer Gefahr für Leben und Gesundheit von Personen.**
> **Der Betroffene darf in der Fixierung keinen zusätzlichen Schaden erleiden.**

Besonderheiten bei einer Fixierung (Fesselung)

Durchführung der Fixierung:

- Die Fixierung wird möglichst von gleichgeschlechtlichen Mitarbeitern durchgeführt.
- Falls die Fixierung gegen den Widerstand des Patienten durchgeführt werden muss, wird abgesprochen, wer welches Körperteil festhält.
- Die beteiligten Mitarbeiter legen zusätzliche Verletzungsmöglichkeiten, wie Brille, Uhr, Schmuck, Halstuch, Namensschild, zuvor ab.

Besonderheiten bei einer Fixierung (Fesselung)

Durchführung der Fixierung:

- Die Fixierung selbst erfolgt zügig und koordiniert.
- Anschließend überprüft der »Coach« die Fixierung. Bei einer zu lockeren Fixierung besteht für den Patienten/Bewohner eine Verletzungsgefahr, ebenso bei einer zu festen (Druckläsionen).
- Nach der Fixierung wird der Betroffene gründlich auf gefährliche Gegenstände untersucht (Feuerzeug, Messer, Brille, Gürtel).

Besonderheiten bei einer Fixierung (Fesselung)

Durchführung der Fixierung:

- Die Fixierung wird unmittelbar nach ihrer Durchführung mit allen Beteiligten durchgesprochen. Die Koordination des Ablaufs wird evaluiert und mögliche Verletzungen bzw. Betroffenheiten der Helfer erfragt.
- Falls es zu körperlicher Gewalt kam, wird der Patient auch auf mögliche Verletzungen untersucht.
- Die Fixierung wird mit den Namen aller Beteiligten dokumentiert.

Besonderheiten bei einer Isolierung

> **Achtung!**
>
> **Bei suizidgefährdeten oder autoaggressiven Patienten/Bewohnern muss die Indikation zur Isolierung strengstens überprüft werden.**

Besonderheiten bei einer Isolierung

Hinsichtlich der räumlichen Gegebenheiten sind bei einer Isolierung folgende Aspekte zu beachten:

- Um den erregten Patienten/Bewohner nicht zusätzlich mit optischen Reizen zu überfluten, sollte der Isolierraum reizarm eingerichtet sein. Als Wandfarbe eignen sich helle, gedeckte Farben am besten. Die Wände sollten bei eventueller Verschmutzung abwaschbar sein.

- Der Raum sollte über keine Steckdosen und Lichtschalter verfügen, da sich der Betroffene damit gefährden könnte.

Besonderheiten bei einer Isolierung

Hinsichtlich der räumlichen Gegebenheiten sind bei einer Isolierung folgende Aspekte zu beachten:

- Zum Schutz des Patienten/Bewohners müssen auch Heizkörper überbaut oder sicher abgedeckt sein.
- Fenster sollten bruchsicher sein und keine Sicht von außen nach innen ermöglichen. Trotzdem sollte der Patient/Bewohner nach draußen sehen können.
- Der Isolierraum sollte über eine Uhr verfügen (zeitliche Orientierung).

Besonderheiten bei einer Isolierung

Hinsichtlich der räumlichen Gegebenheiten sind bei einer Isolierung folgende Aspekte zu beachten:

- Das Mobiliar sollte auf das Notwendigste beschränkt sein und keine Verletzungsmöglichkeiten bieten. Decken und Matratzen (Sportmatte) müssen aus schwer entflammbarem, reißfestem Material bestehen.
- Urinflaschen und Bettpfannen sollten aus Kunststoff bestehen.

Besonderheiten bei einer Isolierung

Hinsichtlich der räumlichen Gegebenheiten sind bei einer Isolierung folgende Aspekte zu beachten:

- Urinflaschen und Bettpfannen sollten aus Kunststoff bestehen.
- Auch Trinkgefäße, Geschirr und Besteck sollten aus bruchsicherem Kunststoff bestehen. Kein Einmalgeschirr verwenden, da auch hier zumindest Selbstverletzungen möglich sind.

Besonderheiten bei einer Isolierung

Hinsichtlich der räumlichen Gegebenheiten sind bei einer Isolierung folgende Aspekte zu beachten:

- Hilfreich ist es auch, wenn der Betroffene sich an einer bruchsicheren Wandtafel beschäftigen bzw. seine Gedanken aufschreiben kann.
- Bettbezüge und Kissenbezüge können leicht zerrissen und zu Strangulationsversuchen missbraucht werden. Sie dürfen in Isolier-/Fixierräumen nicht verwendet werden.

Besonderheiten bei einer Isolierung

Hinsichtlich der räumlichen Gegebenheiten sind bei einer Isolierung folgende Aspekte zu beachten:

- Der Isolierraum muss eine kontinuierliche Überwachung des Betroffenen ermöglichen (Kamera oder Sichtfenster). Dabei müssen alle Winkel des Raumes einsehbar sein.
- In der Wand versenkte Klingelknöpfe werden vor allem bei isolierten Patienten/Bewohner dazu benötigt, um auf sich aufmerksam zu machen.
- Ansonsten entspricht das Vorgehen den der Fixierung.

Besonderheiten einer Zwangsmedikation

Eine Zwangsmedikation ist die Gabe eines Medikaments gegen den physischen Widerstand des Betroffenen.

Für sie gelten dieselben Indikationen wie für andere Zwangsmaßnahmen

Besonderheiten einer Zwangsmedikation

Bei der Durchführung einer Zwangsmedikation ist zu beachten

- Eine Zwangsmedikation bedarf immer der schriftlichen Anordnung durch einen Arzt und sollte mit den Mitarbeitern der Station abgesprochen werden.
- Um dem Betroffenen die Entscheidungsmöglichkeit für eine Vermeidung der Zwangsmedikation zu geben, ist zusätzlich zur Injektion immer auch eine orale Medikation vorzubereiten.
- Die Rollen, der an der Maßnahme beteiligten Personen, sind vor der Durchführung zu klären.

Besonderheiten einer Zwangsmedikation

Bei der Durchführung einer Zwangsmedikation ist zu beachten

- Mitpatienten sollten, wenn immer möglich, nicht zuschauen können. Die Medikation sollte daher unter Wahrung der Intimsphäre in einem Zimmer erfolgen.
- Der Betroffene muss über die Durchführung der Medikation zuvor informiert werden, dabei sollte die Medikation selbst nicht diskutiert werden.
- Dem Betroffenen wird zunächst die orale Medikation angeboten, verweigert er diese, erfolgt die intramuskuläre Injektion des Medikaments.

Besonderheiten einer Zwangsmedikation

Bei der Durchführung einer Zwangsmedikation ist zu beachten

- Bei intramuskulärer Injektion darf der Betroffene nicht verletzt werden, ggf. muss er festgehalten werden.
- Bei oraler Medikation ist die Einnahme sicher zu stellen, ggf. muss die Mundhöhle inspiziert werden.
- Nach Verabreichung der Medikation erfolgt eine enge Betreuung und Beobachtung des Patienten/Bewohners.
- Falls körperliche Gewalt angewendet werden muss, ist der Betroffene auf eventuelle Verletzungen zu untersuchen.

Reden Sie darüber

Jedes aggressive oder gewalttätige Verhalten und jede Zwangsmaßnahme stellt eine große Belastung für alle Beteiligten dar. Daher ist es unbedingt notwendig, solche Ereignisse persönlich und im Team aufzuarbeiten.

41.

Fragen zur Reflexion, wenn der Stress vorbei ist

- Denken Sie später noch einmal über die Krisensituation nach.

- Wie war der verlauf aus Ihrer - aus anderer - Sicht?

- Was haben Sie gefühlt? Welche Bedürfnisse von Ihnen wurden nicht berücksichtigt?

- Was hat funktioniert? (z. B. Notfallplan zur Selbstkontrolle)

- Was hat nicht funktioniert?

- Was würden Sie beim nächsten Mal anders machen?

- Können Sie mit sich zufrieden sein?

- Sprechen Sie mit Ihren Kollegen den Vorfall noch einmal durch. Vermeiden Sie dabei Bewertungen.

42.

Aggressionsformen und mögliche Reaktionen

Jede Form der Aggression, die körperliche Folgen hat, ist sorgfältig zu dokumentieren und schriftlich an die Heim-, Krankenhaus- bzw. Pflegedienstleitung zu melden!

Zusammenfassende Darstellung von Aggressionsformen und möglicher Reaktionen aus psychologischer und juristischer Sicht (Kienzle/Paul-Ettlinger)

ART DER AGGRESSION	PSYCHOLOGISCHE REAKTION	JURISTISCHE REAKTION
Psychische Gewalt		
Ursachenforschung bei allen aggressiven Verhaltensweisen	Unterscheidung zwischen Reaktion während Aggression und danach	i.d.R. keine Reaktion möglich, da »Angriff« fehlt
direktes Anschreien	ruhig bleiben, mit (ruhiger, aber) bestimmter Stimme antworten bzw. sich dagegen verwahren	ignorieren – keine Reaktion möglich, da »Angriff« fehlt
Beschimpfen und Beleidigen	ruhig bleiben, mit (ruhiger, aber) bestimmter Stimme antworten bzw. sich dagegen verwahren; eventuell Zimmer bzw. Bereich verlassen	Hinweis auf die Möglichkeit einer Strafanzeige
anhaltendes oder ständiges Schreien	Ursachen suchen und angemessen reagieren (eventuell Bedürfnis nach Zuwendung)	ignorieren – keine Reaktion möglich, da »Angriff« fehlt
Verweigerung von Pflegemaßnahmen (bzgl. Körperhygiene, Nahrungs- oder Flüssigkeitsaufnahme, medizinischer Verordnungen u.Ä.)	Versuch, von Notwendigkeit zu überzeugen; Rücksprache mit Kollegen und Vorgesetzten bzw. Arzt	Hinweis auf schädliche Folgen; ausführliche Dokumentation
Einnässen oder Einkoten	Frischmachen; Hinweis auf eigene Betroffenheit und Möglichkeit der Selbstschädigung und Beeinträchtigung des Wohlbefindens	Hinweis auf Möglichkeit der Selbstschädigung; ausführliche Dokumentation
Beschmutzen von Wäsche, Gegenständen und Räumen	Ruhe bewahren; bestimmter Hinweis auf Unangemessenheit des Verhaltens und mögliche rechtliche Konsequenzen	Hinweis auf mögliche Ersatzansprüche des Heim- oder Krankenhausträgers; evtl. Kostenersatz durch Abzug bei Taschengeld

ART DER AGGRESSION	PSYCHOLOGISCHE REAKTION	JURISTISCHE REAKTION
Sachbeschädigung		
mutwillige Sachbeschädigung eigener Gegenstände	Ruhe bewahren; in angemessener (nicht drohender) Weise Hinweis darauf geben, dass nur eigener Schaden bzw. eigene Nachteile entstehen	ausführliche Dokumentation
Belästigungen		
Sexuelle Belästigung	Pflegehandlung unterbrechen bzw. Pflege nur zu zweit, auf eigene Kleidung, Worte und Geste achten, um nicht zu „ermutigen"	Hinweis auf Strafbarkeit; Aufforderung zur Unterlassung; falls kein Er folg Gewaltanwendung in angemessener Weise sowie u. U. Strafanzeige
verbale Belästigung	nicht dulden, sondern bestimmt reagieren, d. h. Aufforderung, derartige Äußerungen oder Ähnliches zu unterlassen	Hinweis auf Strafbarkeit; u. U. bei Wiederholung Strafanzeige
direkter körperlicher Kontakt	nicht dulden, sondern bestimmt reagieren, d. h. Aufforderung, dies zu unterlassen und zusätzlich Handlungsverlauf unterbrechen (z. B. Hand wegschieben)	Unterscheidung, ob »nur« Anfassen oder massivere Handlungen; bei aggressiven Formen, d.h. körperlichen Angriffen, steht Notwehrrecht zu; aber: Verhältnismäßigkeit beachten
intrigantes Verhalten		
Ausspielen des Personals untereinander	teaminterne Kommunikation, d. h. Informieren und Ansprechen von Kollegen und Vorgesetzten	ausführliche Dokumentation; ansonsten ignorieren - keine Reaktion möglich, da »Angriff« fehlt
ungerechtfertigte Beschwerden bei Vorgesetzten oder Angehörigen	offene Kommunikation zwischen allen Beteiligten (Team, Vorgesetzte, Angehörige etc.)	ausführliche Dokumentation
mangelnde Anerkennung oder fehlende Zuwendung (»Liebesentzug«)	Biografie kennenlernen und Gespräch mit Bewohner führen (Übertragung)	keine Reaktion möglich, da »Angriff« fehlt
aggressives Schweigen	selbst nicht aggressiv reagieren; neugierig machen	ignorieren - keine Reaktion möglich, da »Angriff« fehlt

ART DER AGGRESSION	PSYCHOLOGISCHE REAKTION	JURISTISCHE REAKTION
Physische Gewalt		
Kratzen, Beißen, Zwicken oder Haare ziehen	Handlungsablauf unterbrechen bzw. Verhalten stoppen und sich entziehen	Gegenmaßnahmen in den Grenzen der Verhältnismäßigkeit; grundsätzlich jedoch Notwehrrecht
Spucken	sich entziehen, d. h. weglaufen, wegdrehen etc.; Hinweis auf Kränkung	keine Reaktion möglich, da »Angriff« abgeschlossen
Treten	Handlungsablauf unterbrechen bzw. Verhalten stoppen und sich entziehen	keine Reaktion möglich, wenn Angriff abgeschlossen; bei Fortsetzung besteht Notwehrrecht
Zerstören vom Eigentum des Heims/Krankenhauses	bestimmter Hinweis auf nicht adäquates Verhalten	Kostenersatz ankündigen; ausführliche Dokumentation; u. U. Einschließen in Zimmer, falls Beschädigungen anhalten: Information der Krankenhaus- bzw. Heimleitung
Schlagen generell	Handlungsablauf unterbrechen bzw. Verhalten stoppen und sich entziehen	u. U. Abwehrmaßnahmen im Rahmen der Verhältnismäßigkeit (Notwehr)
Schlagen mit der Hand oder Faust	Handlungsablauf unterbrechen bzw. Verhalten stoppen und sich entziehen	u. U. Abwehrmaßnahmen im Rahmen der Verhältnismäßigkeit (Notwehr)
Schlagen mit ungefährlichen Gegenständen	Gegenstand entwenden, um Schlimmeres zu verhüten	Abwehrmaßnahmen (Notwehr) ohne »Waffe«
Schlagen mit gefährlichen Gegenständen	Abwehrmaßnahmen durch Dazwischengehen	Abwehrmaßnahmen (Notwehr) mit »Waffen« möglich
Autoaggression als Mittel gegen Pflegende	liebevolles Zuwenden; Beruhigen und u. U. Maßnahmen zur Verhinderung der Selbstschädigung ergreifen	keine Reaktion möglich

43. Übersicht der Landesgesetze

Bundes-land	Titel / Kurztitel / Abkürzung	Ursprüngli-che Fas-sung / Neu-fassung	Inkraft-treten der letz-ten Än-derung
Baden-Württem-berg	Gesetz über Hilfen und Schutzmaßnah-men bei psychischen Krankheiten Psychisch-Kranken-Hilfe-Gesetz PsychKHG	25. Novem-ber 2014	1. Januar 2015
Bayern	Gesetz über die Unterbringung psy-chisch Kranker und deren Betreuung Unterbringungsgesetz Bayern UnterbrG	5. April 1992	1. No-vember 2015
Berlin	Gesetz über Hilfen und Schutzmaßnah-men bei psychischen Krankheiten PsychKG	17. Juni 2016	29. Juni 2016
Branden-burg	Gesetz über Hilfen und Schutzmaßnah-men sowie über den Vollzug gerichtlich angeordneter Unterbringung für psy-chisch kranke und seelisch behinderte Menschen im Land Brandenburg Brandenburgisches Psychisch-Kranken-Gesetz BbgPsychKG	5. Mai 2009	25. Ja-nuar 2016

Bundes-land	Titel / Kurztitel / Abkürzung	Ursprüngli-che Fas-sung / Neu-fassung	Inkraft-treten der letz-ten Än-derung
Bremen	Gesetz über Hilfen und Schutzmaßnah-men bei psychischen Krankheiten PsychKG	22. Dezem-ber 2000	2. August 2016
Hamburg	Hamburgisches Gesetz über Hilfen und Schutzmaßnahmen bei psychischen Krankheiten HmbPsychKG	27. Septem-ber 1995	21. Feb-ruar 2017
Hessen	Hessisches Gesetz über Hilfen bei psy-chischen Krankheiten Hessisches Psychisch-Kranken-Hilfe-Gesetz PsychKHG	4. Mai 2017	1. August 2017
Mecklen-burg-Vor-pommern	Gesetz über Hilfen und Schutzmaßnah-men für Menschen mit psychischen Krankheiten Psychischkrankengesetz PsychKG M-V	14. Juli 2016	
Nieder-sachsen	Niedersächsisches Gesetz über Hilfen und Schutzmaßnahmen für psychisch Kranke Psychischkrankengesetz Niedersachsen NPsychKG	16. Juni 1997	21. Sep-tember 2017

Bundes-land	Titel / Kurztitel / Abkürzung	Ursprüngli-che Fas-sung / Neu-fassung	Inkraft-treten der letz-ten Än-derung
Nord-rhein-Westfalen	Gesetz über Hilfen und Schutzmaßnahmen bei psychischen Krankheiten PsychKG	17. Dezem-ber 1999	1. Januar 2017
Rhein-land-Pfalz	Landesgesetz für psychisch kranke Personen Psychischkrankengesetz Rheinland-Pfalz PsychKG	17. Novem-ber 1995	27. Mai 2014
Saarland	Gesetz Nr. 1301 über die Unterbringung psychisch Kranker Unterbringungsgesetz UBG	11. Novem-ber 1992	9.April 2014
Sachsen	Sächsisches Gesetz über die Hilfen und die Unterbringung bei psychischen Krankheiten SächsPsychKG	10. Oktober 2007	7. August 2014
Sachsen-Anhalt	Gesetz über Hilfen für psychisch Kranke und Schutzmaßnahmen des Landes Sachsen-Anhalt Psychischkrankengesetz Sachsen-Anhalt PsychKG LSA	30. Januar 1992	13. April 2010

Bundes-land	Titel / Kurztitel / Abkürzung	Ursprüngli-che Fas-sung / Neu-fassung	Inkraft-treten der letz-ten Än-derung
Schles-wig-Hol-stein	Gesetz zur Hilfe und Unterbringung psy-chisch kranker Menschen Psychisch-Kranken-Gesetz PsychKG	14. Januar 2000	7. Mai 2015
Thüringen	Thüringer Gesetz zur Hilfe und Unterbrin-gung psychisch kranker Menschen Psychischkrankengesetz Thüringen ThürPsychKG	5. Februar 2009	2. August 2014

44.

Deutsche Rechtsprechung

OLG Hamm, Beschluss vom 19.12.2006; 15 W 126/06, FamRZ 2007, 934 =
FGPrax 2007, 190 - Patientenverfügung gegen Unterbringung?
Schließt eine mit einer Vorsorgevollmacht verbundene Patientenverfügung die stationäre psychiatrische Behandlung aus, so steht dies einer
Unterbringung auf der Grundlage des § 11 PsychKG Nordrhein-West-
falen nicht entgegen, sofern der Vorsorgebevollmächtigte den Schutz
des Betroffenen bei einer erheblichen Eigengefährdung nicht gewähr-
leisten kann. Eine Behandlung gegen den Willen des Patienten ist aber
nur bei akuter Fremdgefährdung gestattet.

Kammergericht Berlin, Beschluss vom 29.08.2007, 2 Ws 66/07 Vollz, FamRZ 2008, 300 = NStZ-RR 2008, 92:
Die erforderliche Zustimmung des Untergebrachten zu einer psycho-
pharmakologischen Behandlung kann im Land Berlin nach § 30 Abs. 2
Satz 1 BerlPsychKG durch die Zustimmung des Betreuers als des gesetzlichen Vertreters ersetzt werden. Dessen Entscheidung stellt für die
behandelnden Ärzte eine ausreichende Rechtsgrundlage dar. Ihre
Rechtmäßigkeit kann nicht vom Vollzugsgericht, sondern nur vom Vor-
mundschaftsgericht nachgeprüft werden.

OLG Hamm, Beschluss vom 13.03.2008, 15 W 54+64/08, OLGR Hamm
2008, 675 = NJW 2008, 2859 = FamRZ 2008, 1885:
Unterbringung wegen Stalkings: Aus ständigen, massiven Stalking-At-
tacken kann sich die Annahme einer Eigen- und Fremdgefährdung ergeben, die die zwangsweise Unterbringung der betroffenen Person in
einer psychiatrischen Einrichtung rechtfertigt. Die Anstaltsleitung ist im
Rahmen der Unterbringung berechtigt, den Post- und Telefonverkehr so
einzuschränken, dass weitere Belästigungen Dritter ausgeschlossen
sind. Im entschiedenen Fall hatte eine Frau über Jahre hinweg den ört-
lichen Gemeindepfarrer in massiver Weise und fortlaufend sexuell belästigt.

BGH, Beschluss vom 11.08.2010, XII ZB 78/10, BtPrax 2010, 279 = FamRZ
2010, 1651:
§ 1906 Abs. 1 Nr. 1 BGB verlangt im Gegensatz zur öffentlich-rechtlichen Unterbringung keine akute, unmittelbar bevorstehende Gefahr für
den Betreuten. Notwendig ist allerdings eine ernstliche und konkrete
Gefahr für dessen Leib oder Leben, wobei die Anforderungen an die

Voraussehbarkeit einer Selbsttötung jedoch nicht überspannt werden dürfen. Die Prognose ist im Wesentlichen Sache des Tatrichters.

BVerfG, Beschluss vom 23.03.2011, 2 BvR 882/09, RuP 2011, 168 = NJW 2011, 2113 = FamRZ 2011, 1128 = BtPrax, 3/2011 = NZS 2011, 500 (Ls.) = DÖV 2011, 572 = FD-StrafR 2011, 317501 = JuS 2011, 1047 = BeckRS 2011, 49744 = LSK 2011, 210557:

1. Der schwerwiegende Eingriff in das Grundrecht aus Art. 2 Abs. 2 GG, der in der medizinischen Behandlung eines im Maßregelvollzug Untergebrachten gegen dessen natürlichen Willen liegt, kann auch zur Erreichung des Vollzugsziels gerechtfertigt sein.
2. Eine Zwangsbehandlung zur Erreichung des Vollzugsziels ist nur zulässig, wenn der Untergebrachte krankheitsbedingt zur Einsicht in die Behandlungsbedürftigkeit oder zum Handeln gemäß dieser Einsicht nicht fähig ist. Maßnahmen der Zwangsbehandlung dürfen nur als letztes Mittel und nur dann eingesetzt werden, wenn sie im Hinblick auf das Behandlungsziel, das ihren Einsatz rechtfertigt, Erfolg versprechen und für den Betroffenen nicht mit Belastungen verbunden sind, die außer Verhältnis zu dem erwartbaren Nutzen stehen. Zum Schutz der Grundrechte des Untergebrachten sind besondere verfahrensmäßige Sicherungen geboten.
3. Die wesentlichen Voraussetzungen für die Zulässigkeit einer Zwangsbehandlung bedürfen klarer und bestimmter gesetzlicher Regelung. Dies gilt auch für die Anforderungen an das Verfahren.

BVerfG, Beschluss vom 12.10.2011, 2 BvR 633/11, BtPrax 2011, 253 = FamRZ 2011, 1927 = NJW 2011, 3571 = BeckRS 2011, 55175:
Die Verfassungsbeschwerde betrifft die Zwangsbehandlung eines im Maßregelvollzug Untergebrachten auf der Grundlage des baden-württembergischen Gesetzes über die Unterbringung psychisch Kranker (Unterbringungsgesetz - UBG BW). § 8 Absatz 2 Satz 2 des UBG ist mit Artikel 2 Absatz 2 Satz 1 in Verbindung mit Artikel 19 Absatz 4 des Grundgesetzes unvereinbar und nichtig. Die medizinische Zwangsbehandlung des Untergebrachten zur Erreichung des Vollzugsziels ist nach dieser Vorschrift nicht, wie verfassungsrechtlich geboten, auf die Fälle seiner krankheitsbedingt fehlenden Einsichtsfähigkeit begrenzt. Gemäß § 8 Abs. 2 Satz 2 UBG BW hat der Betroffene diejenigen Untersuchungs- und Heilmaßnahmen zu dulden, die nach den Regeln der ärztlichen Kunst erforderlich sind, um die Krankheit zu untersuchen und zu behandeln, soweit die Untersuchung oder Behandlung nicht unter Absatz 3 - d. h. unter das Einwilligungserfordernis für operative Eingriffe und Eingriffe, die mit einer erheblichen Gefahr für Leben oder Gesundheit verbunden sind - fällt. In der vorgesehenen Bindung an die Regeln

der ärztlichen Kunst liegt keine hinreichend deutliche gesetzliche Begrenzung der Möglichkeit der Zwangsbehandlung auf Fälle der fehlenden Einsichtsfähigkeit.

AG Nürtingen, Beschluss vom 10.11.2011, 11 XIV 80/11:
Behandlungsbedürftige psychisch Kranke, die krankheitsbedingt für sich oder andere gefährlich sind, können nach dem UBG Baden-Württemberg] nur untergebracht, aber nicht gegen ihren Willen behandelt werden.

LG Darmstadt, Beschluss vom 19.12.2011, 5 T 646/11:
1. § 17 Satz 1 und 2 des Hessischen Freiheitsentziehungsgesetzes (HFEG), der keine Voraussetzungen für eine erlaubte Zwangsbehandlung eines nach §§ 312 Nr. 3, 331 FamFG, 1 HFEG Untergebrachten regelt, ist mit Art. 2 Saz 2 GG und mit Art. 2 Abs. 2 Hessischer Verfassung nicht vereinbar (im Anschluss an BVerfG, Beschluss vom 23.03.2011 - 2 BvR 882/09 sowie Beschluss vom 12.10.2011 - 2 BvR 633/11).
2. Im Rahmen der Anordnung einer Unterbringung nach §§ 312 Nr. 3 FamFG, 1 HFEG hat die Verfassungswidrigkeit des § 17 Satz 1, 2 HFEG keine Bedeutung, da es sich bei der Zwangsbehandlung um eine Maßnahme des Vollzugs durch die Verwaltungsbehörde (§ 16 HFEG) handelt und einem Zwangsbehandelten allein die Beanstandung im Rahmen des § 327 FamG eröffnet ist, über die das Betreuungsgericht (Amtsgericht) unanfechtbar entscheidet.
3. Im Rahmen des Beschwerdeverfahrens gegen die Anordnung der öffentlich-rechtlichen Unterbringung kommt eine Vorlage an das Bundesverfassungsgericht oder den Hessischen Staatsgerichtshof wegen einer Zwangsbehandlung auf Grundlage des für unwirksam erachteten § 17 HFEG nicht in Betracht.

BVerfG, Beschluss vom 15.12.2011, 2 BvR 2362/11, BeckRS 2011, 56834:
Die mit einem Antrag auf Erlass einer einstweiligen Anordnung verbundene Verfassungsbeschwerde betrifft die Zwangsbehandlung eines auf der Grundlage des Sächsischen Gesetzes über die Hilfen und die Unterbringung bei psychischen Krankheiten (SächsPsychKG) Untergebrachten. Die Verfassungsbeschwerde ist nicht zur Entscheidung anzunehmen, weil sie keine Aussicht auf Erfolg hat. Sie ist unzulässig, weil nicht ersichtlich ist, dass der Beschwerdeführer den Rechtsweg erschöpft hätte. Auf Anträge von Untergebrachten hin, die sich gegen eine Zwangsmedikation richten, ist es zunächst Sache der Fachgerichte, auch die Vereinbarkeit der jeweils herangezogenen landesrechtlichen Rechtsgrundlagen mit dem Grundgesetz zu prüfen, gegebenenfalls vorläufigen Rechtsschutz zu gewähren.

AG Elmshorn, Beschluss vom 29.08.2012, 71 XIV 4779 L:

1. Eine Unterbringung nach § 7 PsychKG SH ist neben einer bereits erfolgte Unterbringung nach § 1906 BGB möglich, wenn die PsychKG-Unterbringung dazu dient, eine Zwangsbehandlung zu ermöglichen.
2. § 14 Abs. 4 PsychKG SH entspricht den Vorgaben des Bundesverfassungsgerichts für eine Eingriffsnorm zur Zwangsbehandlung.
3. Auch wenn die Entscheidung über eine Zwangsbehandlung gemäß § 14 Abs. 4 PsychKG SH in der alleinigen Kompetenz des Arztes liegt, hat das Gericht die Zulässigkeit der Zwangsbehandlung zu prüfen, wenn die Unterbringung allein der Ermöglichung der Zwangsbehandlung dient.

AG Nürtingen Beschluss vom 5.10.2012, 11 XIV 65/12:

Bloße Verwahrung psychisch Kranker bei Unterbringung: Psychisch kranke Personen sind bei notwendiger Unterbringung nach § 1 UBG BW (bzw. § 1906 BGB) ohne Zwangsbehandlung zu verwahren.

AG Kiel, Beschluss vom 19.10.2012, 2 XIV 30440 L:

Ein Antrag auf Anordnung der Unterbringung ist nur dann zulässig, wenn das dem Antrag beizufügende Gutachten im Sinne von § 8 S. 2 PsychKG S.-H. die Prognose über die voraussichtliche Dauer der Unterbringung darlegt. Dies gilt auch im Falle eines auf ein einstweiliges Anordnungsverfahren bezogenen Antrags.

BGH, Beschluss vom 21.11.2012, XII ZB 306/12:

Die Verpflichtung des Gerichts, gemäß § 321 Abs. 1 FamFG in der Hauptsache ein Sachverständigengutachten zur Notwendigkeit der Unterbringungsmaßnahme einzuholen, entfällt auch nicht in den Fällen, in denen die zuständige Verwaltungsbehörde nach den landesrechtlichen Bestimmungen für die öffentliche Unterbringung ihrem Unterbringungsantrag ein ärztliches Gutachten beifügen muss.

BGH, Beschluss vom 22.11.2012, III ZR 150/12 :

1. Nach bayerischem Landesrecht ist die Unterbringung von psychisch Kranken oder psychisch Gestörten zum Schutz der öffentlichen Sicherheit und Ordnung in einem psychiatrischen Krankenhaus (Art. 1 Abs. 1 BayUnterbrG) eine staatliche Aufgabe, die von den (neben anderen Stellen primär zuständigen) Landratsämtern als Staatsbehörden und nicht als Kreisbehörden wahrgenommen wird (Art. 37 Abs. 1 BayLKrO).
2. Die staatliche Aufgabe der Unterbringung und mit ihr die im Einzelfall konkret ergriffenen Unterbringungsmaßnahmen werden durch Art. 48 Abs. 3 Nr. 1 BayBezO nicht, auch nicht teilweise auf die Bezirke (als eigene Aufgabe) übertragen.

3. Für Amtspflichtverletzungen, die anlässlich der Unterbringung durch Ärzte begangen werden, die bei einem in der Rechtsform der gGmbH organisierten, aus dem Kommunalunternehmen eines Bezirks ausgegliederten psychiatrischen Krankenhaus beschäftigt sind, haftet der Freistaat Bayern und nicht der betreffende Bezirk.

AG Elmshorn, Beschluss vom 26.11.2012, 71 XIV 4834 L; BtPrax 2013, 33:
1. Allein aus dem Vorliegen handlungsbestimmender Wahninhalte und imperativer Stimmen kann weder auf eine Selbst- noch auf eine Fremdgefährdung i.S.d. § 7 Abs. 1, 2 PsychKG SH geschlossen werden.
2. Auch die Gefährdung des Vermögens der Familie des Betroffenen kann von dem Begriff der erheblichen Gefährdung fremder Rechtsgüter des § 7 Abs. 1 PsychKG SH umfasst sein.

AG Oldenburg (Holstein), Beschluss vom 25.01.2013, 20 XIV 36/13 L:
Zur Aussetzung eines Unterbringungsverfahrens und Vorlage an das Landesverfassungsgericht wegen Verfassungswidrigkeit der beabsichtigten Zwangsbehandlung nach § 14 Abs. 4 PsychKG SH.

LG Kassel, Beschluss vom 28.01.2013, 3 T 35/13:
Besteht eine Betreuung und hat der Betreuer, sofern ihm die Aufgabenkreise der Sorge für die Gesundheit sowie der Entscheidung über die Unterbringung übertragen sind, die Genehmigung einer Unterbringung zur Heilbehandlung nach § 1906 I Nr. 2 BGB beantragt, kommt eine Unterbringung nur nach Betreuungsrecht - und nicht nach dem HFEG - in Betracht. Dies gilt auch dann, wenn bei dem Betroffene allein eine krankheitsbedingte erhebliche Fremdgefährdung, nicht aber eine konkrete Eigengefährdung festgestellt werden kann.

LG Kleve, Beschluss vom 04.02.2013, 4 T 15/13:
1. Zwangsbehandlung nach § 18 Abs. 4 PschKG NRW sind "Vollstreckungsmaßnahmen" im Rahmen einer öffentlich-rechtlichen Unterbringung, deren Rechtmäßigkeit allein durch einen Antrag auf gerichtliche Entscheidung nach § 327 FamFG überprüfen kann.
2. Eine Beschwerde gegen die gerichtliche Entscheidung ist unstatthaft. Eine teleologische Reduktion des § 327 Abs. 4 FamFG scheidet aus, wenn die zu überprüfende Maßnahme eine Zwangsbehandlung ist, weil Art. 19 Abs. 4 GG nur effektiven Rechtschutz, nicht aber einen Instanzenzug gewährleistet.

LG Saarbrücken, Beschluss vom 27.02.2013, 5 T 54/13:
Das gerichtliche Verfahren in einer öffentlich-rechtlichen Unterbringungssache nach dem Saarländischen Unterbringungsgesetz (UBG) richtet sich trotz der Verweisung in § 7 UBG auf das Gesetz über die

Angelegenheiten der freiwilligen Gerichtsbarkeit (FGG) nach dem Gesetz über das Verfahren in Familiensachen und in den Angelegenheiten der freiwilligen Gerichtsbarkeit (FamFG).

LG Berlin, Urteil vom 28.01.2015 – 86 O 88/14:
Zum Schadensersatz bei Zwangsbehandlung nach Unterbringung gem. PsychKG. Das LG hat das Land Berlin wegen einer Amtspflichtverletzung nach §§ 839, 253 BGB i.V. mit Art. 34 GG gegenüber dem Kläger zu einem Schadensersatz in Höhe von 5.000 € verurteilt, weil der Kläger 16 Stunden lang im Rahmen einer öffentlich-rechtlichen Unterbringung nach PsychKG fixiert und während dieser Zeit zwangsbehandelt wurde.

VG Koblenz, Beschluss vom 18.12.2015, 2 K 1079/15.KO:
1. Der Verwaltungsrechtsweg ist für die gerichtliche Überprüfung einer auf der Grundlage der Landesgesetze über die Unterbringung psychisch Kranker behördlich angeordneten Unterbringung nicht eröffnet.
2. Diese Prüfung obliegt als Angelegenheit der freiwilligen Gerichtsbarkeit den Zivilgerichten.

OLG Dresden, Beschluss vom 24. Oktober 2017, 4 U 1173/17:
1. Das Pflegepersonal in einer psychiatrischen Einrichtung hat nur in den Grenzen des Erforderlichen und Zumutbaren die Pflicht, von einem Patienten Gefahren abzuwenden, die diesem aufgrund seiner Krankheit drohen.
1. Eine lückenlose Überwachung ist auch dann nicht geschuldet, wenn der Patient aufgrund einer schizoiden Störung im geschlossenen Wohnbereich der Einrichtung untergebracht ist.

OLG Karlsruhe, Beschluss vom 26.03.2018, 2 Ws 79/18:
1. Wird ein Betroffener aufgrund vorangehender einstweiliger Anordnungen bereits zwangsbehandelt, ist er vor der Entscheidung in der Hauptsache grundsätzlich (erneut) mündlich anzuhören.
2. Zu den allgemeinen Voraussetzungen der Zustimmung zur Zwangsbehandlung nach baden-württembergischem Recht.

BVerfG, Urteil vom 24. Juli 2018, 2 BvR 309/15, 2 BvR 502/16
1. Die Fixierung eines Patienten stellt einen Eingriff in dessen Grundrecht auf Freiheit der Person (Art. 2 Abs. 2 Satz 2 i.V.m. Art. 104 GG) dar.
2. Sowohl bei einer 5-Punkt- als auch bei einer 7-Punkt-Fixierung von nicht nur kurzfristiger Dauer handelt es sich um eine Freiheitsentziehung im Sinne des Art. 104 Abs. 2 GG, die von einer richterlichen Unterbringungsanordnung nicht gedeckt ist. Von einer kurzfristigen

Maßnahme ist in der Regel auszugehen, wenn sie absehbar die Dauer von ungefähr einer halben Stunde unterschreitet.

3. Aus Art. 104 Abs. 2 Satz 4 GG folgt ein Regelungsauftrag, der den Gesetzgeber verpflichtet, den Richtervorbehalt verfahrensrechtlich auszugestalten, um den Besonderheiten der unterschiedlichen Anwendungszusammenhänge gerecht zu werden.

4. Um den Schutz des von einer freiheitsentziehenden Fixierung Betroffenen sicherzustellen, bedarf es eines täglichen richterlichen Bereitschaftsdienstes, der den Zeitraum von 6:00 Uhr bis 21:00 Uhr abdeckt.

Literaturauswahl

Abderhalden, C., Needham, I., Miserz, B., Almvik, R., Dassen, T., Haug, H.J., Fischer, J. E., Predicting inpatient violence in acut psychiatric wards using the Brøset-Violance-Checklist: a multicentre prospective cohort study, In: Journal of Psychiatric and Mental Health Nursing, (11)2004, 422-427.

Breakwell, G.M., Aggression bewältigen. Umgang mit Gewalttätigkeit in Klinik, Schule und Sozialarbeit, Bern-Göttingen 1998.

Bundesarbeitsgemeinschaft der leitenden Klinikärzte für Kinder- und Jugendpsychiatrie [BKJPP], Leitlinie: Freiheitsbeschränkende und freiheitsentziehende Maßnahmen zur Sicherung des Behandlungszieles in der Kinder- und Jugendpsychiatrie und Psychotherapie, In: Fegert, J. M., Späth, K., Salgo, L. (Hrsg.), Freiheitsentziehende Maßnahmen in der Jugendhilfe und Kinder- und Jugendpsychiatrie, Münster 2001.

Fried, E., Um Klarheit. Gedichte gegen das Vergessen, Berlin 1985.

Galtung, J., Strukturelle Gewalt, Reinbeck 1975.

Geigel, R., Schlegelmilch, G., Der Haftpflichtprozeß. München 1993.

Goffman, E., Asyle. Über die soziale Situation psychiatrischer Patienten und anderer Insassen, Frankfurt am Main 1973.

Grond, E., Altenpflege ohne Gewalt, Hannover 1997.

Hampel, R., Selg, H., FAF - Fragebogen zur Erfassung von Aggressivitätsfaktoren. Handanweisung, Göttingen 1998.

Heinrich, J., Aggression und Stress, Weinheim 1992.

Herwig-Lempp, J., Ressourcenorientierte Teamarbeit. Systemische Praxis der kollegialen Beratung. Ein Lern- und Übungsbuch, Göttingen 2004.

Hirsch, A.M., Kommunikative Kompetenz, München 1997.

Ketelsen, R., Pieters, V., Prävention durch Nachbereitung. Maßnahmen zur tertiären Prävention, In: Ketelsen, R., Schulz, M., Zechert, C. (Hrsg.), Seelische Krise und Aggressivität. Der Umgang mit Deeskalation und Gewalt, Bonn 2004.

Kienzle, T., Das Recht in der Heilerziehungs- und Altenpflege, Stuttgart 2016.

Kienzle, T., Paul-Ettlinger, B., Aggression in der Pflege, Stuttgart, [8]2017.

Kienzle, T., Paul-Ettlinger, B., Aggression in der Pflege. Umgangsstrategien für Pflegebedürftige und Pflegepersonal, Stuttgart 2006.

Kienzle, T., Schutzrechte für Pflegekräfte, Stuttgart 1998.

Lorenz, K., Das sogenannte Böse. Zur Naturgeschichte der Aggression, Wien 1963.

Nolting, H.-P., Lernfall Aggression, Reinbeck 2002.

Osterbrink, J., Andratsch, F., Gewalt in der Pflege, München 2015.

Palandt, O., Bürgerliches Gesetzbuch, München 2015.

Papenberg, W., PART - Professionell handeln in Gewaltsituationen (auf der Basis der Arbeit von Smith, P., 1982), Manuskript für die Teilnehmenden an PART-Seminaren, 2007. Unveröffentlicht. Weitere Informationen zu dem Konzept unter: www.parttraining.de

Pieters, V., Macht - Zwang - Sinn. Subjektives Erleben, Behandlungsbewertungen und Therapieerfolge bei gerichtlichen Unterbringungen schizophrener Menschen, Bonn 2003.

Richter, D., Berger, K., Gewaltsituationen in der psychiatrischen Pflege, In: Psych. Pflege heute (7)2001, 141-147.

Richter, D., Patientenübergriffe auf Mitarbeiter psychiatrischer Kliniken, Freiburg 1999.

Rieger, H.-J., Lexikon des Arztrechts, Heidelberg 2001.

Schneider, C., Gewalt in Pflegeeinrichtungen. Erfahrungen von Pflegenden, Hannover 2005.

Schönke, A., Schröder, H., Strafgesetzbuch, München 2010.

Seidel, L., Gewalt an alten Menschen, Bonner Schriftereihe „Gewalt im Alter" Bd. 14, Bonn 2005.

Steinert, T., Aggression bei psychisch Kranken, Stuttgart 1995.

Steinert, T., Gewalttätiges Verhalten von Patienten in Institutionen. Vorhersagen und ihre Grenzen, In: Psychiatrische Praxis, (29)2002, 61-67.

Steinert, T., Indikation von Zwangsmaßnahmen in psychiatrischen Kliniken, In: Ketelsen, R., Schulz, M., Zechert, C. (Hrsg.), Seelische Krise und Aggressivität. Der Umgang mit Deeskalation und Zwang, Bonn 2004.

Sturm, T., Aggression, In: Hartwich, P., Haas, S., Finzen, A. (Hrsg.), Aggressive Störungen psychiatrisch Kranker. Umgang und Therapie, Sternenfels 2001.

Wirsing, K., Psychologisches Grundwissen für Altenpflegeberufe, Weinheim 2000.

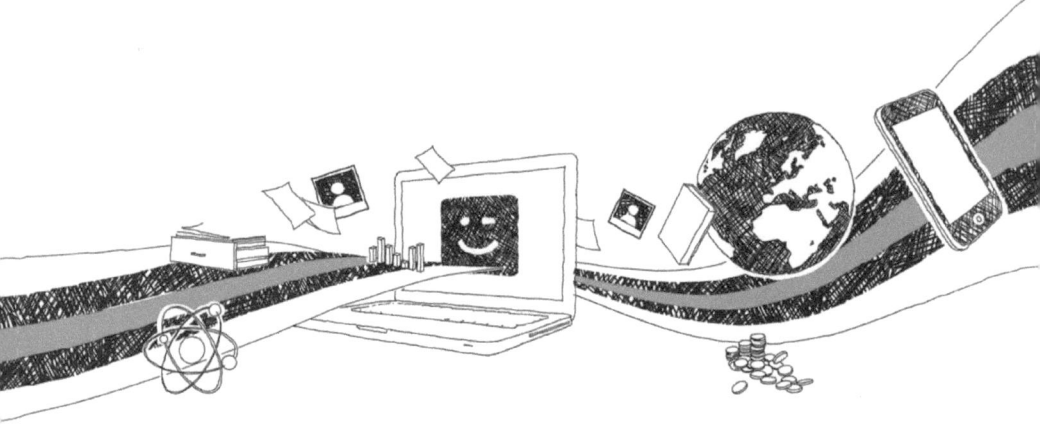
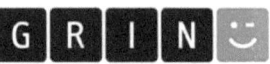